医院
教育培训管理

王洪武　王彩生　和新颖 / 主编

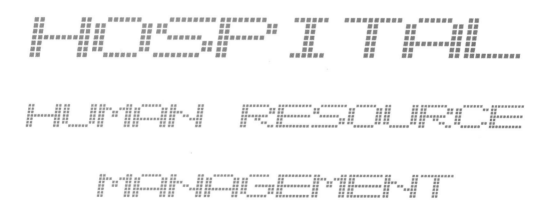

清华大学出版社
北京

内 容 简 介

　　医院教育培训体系是提升医院竞争力，提高医疗服务水平的有效保障，本书全面系统地介绍医院教育培训管理的理论及方法，并对我国医院培训体系现状进行深入剖析，帮助医院管理者更新医院培训管理理念，掌握培训管理技能，制订出符合医院特征的教育培训标准化管理模式，提升医院培训效果，提高医院服务能力及竞争力。

　　本书可供医院人力资源和科研相关管理人员参考使用，可作为医院管理高级研修班、医院管理专业研究生以及相关培训班的教材。

图书在版编目（CIP）数据

医院教育培训管理 / 王洪武，王彩生，和新颖主编 . — 北京：清华大学出版社，2021.10
（医院人力资源管理书系）
ISBN 978-7-302-59314-0

Ⅰ . ①医… Ⅱ . ①王… ②王… ③和… Ⅲ . ①医院 – 教育培训 Ⅳ . ①R197.322

中国版本图书馆 CIP 数据核字（2021）第 200884 号

责任编辑：肖 军
封面设计：吴 晋
责任校对：李建庄
责任印制：曹婉颖

出版发行：清华大学出版社
　　　　网　　　址：http://www.tup.com.cn，http://www. wqbook. com
　　　　地　　　址：北京清华大学学研大厦 A 座　　　　邮　　　编：100084
　　　　社 总 机：010-62770175　　　　　　　　　　邮　　　购：010-62786544
　　　　投稿与读者服务：010-62776969，c-service@tup.tsinghua.edu.cn
　　　　质量反馈：010-62772015，zhiliang@tup.tsinghua.edu.cn
印 装 者：三河市君旺印务有限公司
经　 销：全国新华书店
开　 本：185mm×260mm　　　　印　 张：10.75　　　　字　 数：174 千字
版　 次：2021 年 11 月第 1 版　　　　　　　印　 次：2021 年 11 月第 1 次印刷
定　 价：98.00 元

产品编号：092360-01

编 委 名 单

主　编　王洪武　王彩生　和新颖
副主编　郭利侠　孙德俊　丁艳霞　高关心　韩　真
编　委（按姓氏笔画排序）

丁艳霞　西安交通大学第一附属医院

王洪武　内蒙古锡林郭勒盟中心医院

王彩生　内蒙古锡林郭勒盟中心医院

孙德俊　内蒙古自治区人民医院

刘月玲　内蒙古锡林郭勒盟中心医院

刘淑君　内蒙古锡林郭勒盟中心医院

任思姚　内蒙古锡林郭勒盟中心医院

李　源　内蒙古锡林郭勒盟中心医院

李春艳　内蒙古锡林郭勒盟中心医院

张　英　广州市景惠管理研究院

辛晶晶　内蒙古锡林郭勒盟中心医院

和新颖　西安交通大学第一附属医院

周子雯　内蒙古锡林郭勒盟中心医院

郭利侠　西安交通大学第一附属医院

高关心　内蒙古自治区人民医院

韩　真　西安交通大学第一附属医院

序

　　广东省卫生经济学会人力资源分会经过一年多的筹划、编撰、统稿、审定等工作，《医院人力资源管理书系》在清华大学出版社的支持下，各部著作陆续出版了，这是人力资源管理分会成立两年来一份非常"厚重"的答卷，是为同道们奉献的一份"知识盛宴"，可喜可贺！

　　《医院人力资源管理书系》由广东省卫生经济学会人力资源分会会长、广州市景惠管理研究院张英院长和广东省卫生经济学会人力资源分会常务副会长、中山大学孙逸仙纪念医院朱胤总会计师担任总主编。各册主编、副主编以及编委有的来自国家卫生健康委员会委属委管医院、医科大学附属医院和省属大型医院，有的来自地市级三甲医院和县级二甲医院。为了考虑编者的广泛性和代表性，有的编者还来自北京、福建、山东、陕西、重庆、四川等地的不同医院。这些编者中有的是国家级的卫生经济管理、卫生人力资源管理领域的领军人才和学科带头人，半数以上具有30多年实践经验的一线管理者，有的是有丰富经验的研究与教学人员。不同地域、不同规模、不同类型医院以及研究型、教学型、咨询型、实践型专家的搭配，保证了本书系的写作能够不拘一格，既注重书系的经验性、总结性，又兼顾到了理论性和前瞻性；既考虑了书系的实用性、可操作性，同时也体现了书系的系统性、学术性。让我们看到整个书系不单单是一部工具书、参考书，而是可以成为一套专门用于医院管理培训的教材，成为医院人力资源管理者全面提升业务素质与能力的必备用书。整个书系共动员了近百人参与编撰，其组织、沟通、协作都非常耗时费力，在两位总主编、各位主编、副主编和编委们的努力下，大家齐心协力完成了编撰任务并按期出版，这种团结协作、精益求精的敬业精神值得点赞，令人敬佩。可以说是以实际行动践行了为民服务孺子牛、创新发展拓荒牛、艰苦奋斗老黄牛的精神。

　　《医院人力资源管理书系》各部著作涵盖了医院人力资源管理的人力资源战略性管理、组织结构、岗位分析、定岗定编、胜任力、领导力、人员选拔与招聘、培训教育、绩效管理、薪酬管理、职业发展管理、员工关系管理以及文化建设等各个模块，并对医院近年来的人力资源管理政策与制度进行了梳理，对人力资源数据的综合应用给出了方法，提供了涵盖多个模块的人力资源管理案例与具体实施方案。书系的各部著作高屋建瓴、层次清晰、结构严谨，相互之间遥相呼应，全面展现了医院人力资源管理的知识体系和技能方法，作为国内第一套医院人力资源管理书系，体现出了它应有的出版价值。

卫生经济研究是以我国医药卫生体制改革为基础，紧紧围绕人力资源、物资资源、财经资源、技术资源和信息资源等各种卫生资源的开发筹措、计划配置、使用管理、调节评价全过程的研究，重点探索卫生供给与需求的矛盾规律，分析卫生资源的投向和投量、投入与产出、效率和效益。谈到资源，人是第一个最为活跃的资源，是生产力三要素之首。毛泽东主席在《唯心历史观的破产》一文中指出："世间一切事物中，人是第一个可宝贵的。在共产党领导下，只要有了人，什么人间奇迹也可以造出来。"所以，医院人力资源管理是医院管理的重中之重。抓好了医院的人力资源管理，就抓住了医院管理的牛鼻子。《医院人力资源管理书系》虽然着眼点是在人力资源，但如果把各部著作串起来看，实际上把医院人力资源如何与财、物、技术、信息等核心资源科学配置、精细管理和有效使用进行了精辟的分析，并提供了成熟的理论和可借鉴的经验。

广东省卫生经济学会人力资源分会以专业化的视野和严谨的学术精神，搭建卫生人力资源的研究高地和卫生人力资源管理者的职业发展平台；开展专题的人力资源学术研究，创建和汇聚国家级、省级科研成果，为政府和各级医疗卫生机构提供决策支持，以专业制胜的优势，打造成我省乃至全国卫生领域具有一定学术地位和声誉、开展专业化研究的一流学术团体组织。我希望人力资源分会能够以《医院人力资源管理书系》的出版为契机，团结更多的卫生人力资源管理研究专家和一线的实际工作者，出版更多更好的人力资源管理著作，发表更多更好的人力资源管理论文，开展更多更好的人力资源管理课题，让人力资源管理的学术成果更加丰硕。为健康中国、幸福中国做出应有贡献。

广东省卫生经济学会会长　陈星伟

2021 年 9 月于广州

前　言

　　人力资源是医院的第一资源。人力资源管理是医院管理的核心和关键。这基本上是没有争议的共识。但如何通过对人力资源进行有效的管理，做到既能放大医务人员个体的价值，又能保证医院组织目标的实现，从而构建和谐美好的人力资源管理生态，却没有一个统一的答案，也没有放之四海而皆准的办法，这正是医院人力资源管理的挑战所在，魅力所在。我们动议编著《医院人力资源管理书系》就是既总结过去医院在人力资源管理方面所取得的经验，更着眼于未来医院人力资源管理的发展趋势，系统总结、梳理、规范医院人力资源管理的学科体系，为广大医院人力资源管理工作者和相关人员提供一套既有理论体系，又有实操方法，同时又有借鉴案例的工作用书，让医院人力资源职业化管理进程走得更快更稳。

　　医院人力资源管理深受社会发展背景和企业人力资源管理理论及经验的影响。1949 年中华人民共和国成立至 1978 年，中国实行的是计划经济。在那个时代，员工和用人单位之间完全是隶属关系。用人统一调配，薪酬以固定工资为主，激励以政治为先导，医院是政府部门附属机构，一切以执行指令为要务。1978 年至 1992 年，中国的经济体制改革从农村家庭联产承包责任制开始，企业逐步开始扩大用人自主权，探索经济激励，落实奖金分配等，但这一阶段的改革仍然是在计划经济框架内的相对比较温和的变革。1979 年 4 月，国家卫生部（现国家卫生健康委员会）、财政部、国家劳动总局发布了《关于加强医院经济管理试点工作的相关意见》，对医院提出了“定任务、定床位、定编制、定业务技术指标、定经费补助”的“五定”，并对经济核算和奖金分配提出了具体的办法，可以说是影响医院人事与分配制度改革的一项重要政策。1989 年 11 月，国家卫生部（现国家卫生健康委员会）正式颁布实行医院分级管理的办法，首开医院评价评审先河。1993 年至 2000 年，从社会主义市场经济体制在中国正式确立，到建立现代企业制度，到 1995 年中国首部《劳动法》正式实施，到养老、医疗、工伤、失业以及生育、住房等各项社会保障制度的建立，这些都为劳动力市场的运行及其作用的发挥创造了条件。这一时期的 1994 年国务院发布了《医疗机构管理条例》，1997 年中共中央发布了《中共中央国务院关于卫生改革与发展的决定》等重要文件，将医疗机构的执业管理纳入了法制化轨道，对卫生改革的重大问题进行了厘清和界定。2000 年至 2020 年，互联网的兴起，人们择业观念的改变，各项改革的持续深化，给我们的生活带来了翻天覆地的变化。2009 年 4 月中共中央出台了《中共中央国务院关于深化医药卫生体制改革的意见》，后续又相继出台了有关公立医院改革、卫生事业单位岗位设置、人事与分配制度改革、薪酬制度改革、医共体建设、互联网医院建设、药品器械招标采购、医疗保险支付制度改革等一系列改革政策与方案，为医院的改革与发展提供了充分的政策保障和制度支持。可以说，这 20 年来的医疗卫生改革，打出了总结经验、科学论证、试点探索、全面推进等"组合拳"，描摹出了医疗卫生改革的"全景图"。经过改革开放 40 年来医疗服务体系建设、20 年来医院能力建设、10 年来深化医药卫生体制改革的实践探索，公立医院已经到了从"量的积累"转向"质的提升"的关键期，今后必须把发展的着力点放到提升质量和效率上。可以说，医院的改革方向、目的、路径已经非常明确，关键是如何实施落地。自 2021 年始，中国的医疗卫生改革将全面进入落地、执行、精细化与全面提升阶段。社会的发展和医疗卫生整体的改革进程，必然伴随着医院人力资源管理理念和思想的变迁，医院的人力资源管理也必须顺应上述的各种变化而进行全面规范和升华。

人力资源管理专业在高校的设置最早是于 1993 年在中国人民大学设置。人力资源管理硕士专业最早是于 2000 年设置。到目前为止，我国开办人力资源管理本科专业的高校已经接近 500 所，开设人力资源管理硕士点和博士点的高校也有数十所。在大学的管理学院、工商学院、公共管理学院等学院里人力资源管理也成为一门非常重要的必修课。国家人事部（现人力资源和社会保障部）于 2000 年首次设置经济师—人力资源管理专业技术职称考试。从以上发展演变可知，人力资源管理从萌芽到发展也就是 20 多年的事。根据目前查阅到的，已经出版的医院人力资源管理相关著作、发表的学术论文、课题成果以及医院的管理实践等可以判定，医院人力资源管理的萌芽和兴起基本上是始于 2001 年，从 20 年来的发展情况看，医院人力资源管理仍然处于逐步探索、不断实践的过程，许多新的理论、工具和方法还未能在医院广泛应用，有些医院人力资源管理者甚至对一些理念和方法还感到很陌生，因此，我们把 2001 年至 2020 年的这 20 年，称为是医院人力资源管理的萌芽期，从 2021 年开始，期望在同行们的努力下能够进入普及与规范期，再经过一二十年的发展，能够进入全面提升期，这样大概需要约半个世纪的时间，医院人力资源管理的学科体系就会比较健全、完善、成熟，而这些，都需要医院人力资源管理同行们的不懈努力，需要相关研究者的深入研究与推广。

这 20 年来，医院人力资源管理在思维模式和管理方法上发生了一些转变，比如，由单纯接收政府人事部（现人力资源和社会保障部）门分配人员转变到了主动招聘人才；医院管理干部由行政任命转变到竞聘上岗，并实行任期目标考核；绩效考核由单纯德能勤绩廉的"画叉打钩"，转变到综合评估医疗服务的数量、质量、技术难度、风险责任、成本控制、群众满意度以及社会影响力等；薪酬分配由单纯的"岗位薪级工资＋奖金"转变到了系统设计基本工资和绩效工资体系，并逐步探索形成了年薪制、协议工资制、兼职工资制等一些成熟的模式；在员工发展方面，由过去的要求员工高度服从转变到了协助员工进行职业生涯规划，逐步树立了医院与员工"合作共享"的新时代人力资源管理理念，有的医院还建立了更有活力的合作机制、平台机制；医院由关注员工的使用与贡献转变到了结合医院发展战略和岗位需要进行以培训与能力提升为核心的赋能管理等。总之，20 年的变迁，医院人力资源管理无论是理论体系的构建，还是实践案例的积累，都取得了令医疗行业和人力资源管理界瞩目的成绩。医院人力资源管理的理论体系虽然在不断完善，实践案例也越来越丰富，从业者的职业化管理水平也在持续提高，可医院人力资源管理所面临的问题却越来越多，解决难度也越来越大，这与整个社会的经济结构转型、社会组织模式转换、个体意识觉醒等诸多因素相关。医院人力资源管理思维的转变和管理体系的构建也不再是"孤岛"事件，今天的医院人力资源管理已经与社会环境、宏观政策、人们的价值取向、生活方式密切相关，这就要求医院人力资源管理的模式和技术必须能够将变化视为常态，通过继续赋予人力资源管理新的职能来适应各种变化，进而提升整个人力资源管理系统的有效性。正是基于医改政策不断发展变化，人力资源管理面临诸多挑战，人力资源管理工作者业务素质与能力亟待提高等诸多因素，我们组织编写了《医院人力资源管理书系》，目的是系统、全面地介绍医院人力资源管理的新理论、新方法、新经验，旨在通过这套书能够帮助医院人力资源管理者更新管理理念，掌握管理技能，提升人力资源管理的实战能力，更好地承担起推动医院发展的使命与责任。

《医院人力资源管理书系》参与编著人员近百名，组织和沟通工作量非常大，但大家对待此项工作充满了激情,在一年多的时间里大家齐心协力,密切协作,圆满完成了写作任务,对于大家的辛勤付出我们深表敬意!在书系的策划、编写和出版过程中,广东省卫生经济学会、清华大学出版社,编著者所在单位的领导、同人们都给予了非常大的鼓励与支持,在此,我们深表谢意!

我们力图通过一套书来全方位地展现整个医院人力资源管理的理论体系、管理理念和核心工具与方法,并能够让此套书系成为医院人力资源管理者的培训教材和工作必备的参考用书。但由于能力和水平所限,书中难免有所纰漏,欢迎阅读者批评指正。让我们一起为中国医院人力资源管理体系的完善与发展做出贡献。

张　英(广东省卫生经济学会人力资源分会会长 / 广州市景惠管理研究院院长)

朱　胤(广东省卫生经济学会人力资源分会常务副会长 / 中山大学孙逸仙纪念医院总会计师)

2021 年 7 月于广州

目　录

第 1 章　医院教育培训的特点与内容

医院的领导者和人力资源管理从业人员一定会有很深的体会：尽管严格按照岗位任职资格和招聘程序配置了人员，但短期内往往还是难以胜任。这主要是由于人才资源的稀缺、即使具备了岗位所需要的任职资格与相应的能力，但如果环境变化了仍然需要有一个与岗位相适应的过程，因此，很多时候一个岗位上的员工只是潜在的胜任者，要完全胜任岗位要求必须进行持续的教育培训以实现素质与能力的提升。

医院作为知识密集型的组织，在这样一个知识快速更迭和信息叠加的时代，必须高度重视教育培训，建设成以学习为主导的组织。管理大师彼得·德鲁克曾说："当知识工作者与服务工作者教授别人时，他们能够学到最多的东西。让明星销售员在销售会议上讲'我成功的秘诀'是提高其生产率的最佳方法；让外科医师在本地医药协会做一次演讲，则是提升其绩效的最佳方法；让护士提升绩效的最佳方法则是让她去教自己的同事。我们经常说：在信息时代中，每家企业都要成为一个学习型组织。同样重要的是，它也要成为一个传授知识的组织。"由此可见，教育培训在整个医院人力资源管理乃至整个医院管理培训体系中的重要性。

1.1　医院教育

医院工作与生命健康息息相关，医院的教育培训工作在整个医院管理体系中显得尤为重要。医院教育培训是医院管理的重要组成部分，是医院通过各种途径提升人才队伍素质与能力的重要手段。

1.1.1　医院教育培训的特点

1. 系统性

医院教育培训是一个系统工程，是医院管理系统的子工程，教育培训工作要根据医院的总体规划的要求，形成统一协调的有机整体，使医学教育培训更好促进医院全面计划的实施。从另一角度看，全院各部门、各系统、各学科的医学教育培训应该有统一的规划与计划，实施总体设计，防止人力、财力的浪费，要在统一规划的指导下，按能级原则实施分级管理，这样可以调动各级人员的积极性，有助于工作效率的提高和教育培训目的的实现。

2．稳定性与适应性

医院教育培训在培养医学科学人才和管理人才时需具有很强实践性并满足国家及医院自身长期发展需求，人才培养需要有较长的战略规划和持续稳定的实施计划。所谓适应性，就是要适应医院各方面发展的原则。如何保持优势和特色，这不仅是单个学科建设的问题，而且还有综合配套建设的问题。

3．注重理论与实践相结合

医院教育培训强调理论与实践相结合，强调科学理论指导下在实践中增长才干，有所创造，有所发明，不论业务技术，管理才能都要求科学思维、综合分析并结合实际解决问题。紧抓三基（基本理论、基本知识、基本技能）的同时强调个性化、创新型人才培养模式。加强对人员的培训，形成良好学风、严谨的科学态度；制订严格的规章制度及考核细则。

4．竞争原则

医院各种人才培养，不同学科、不同层次、不同年龄都要形成合理的结构，对于勤奋好学、品学兼优、富于开拓与创造精神的人，不能搞平均主义，不能搞论资排辈，对于有成绩，有贡献的人，要特殊培养。同一层次、同一专业的高级人才不能太集中；另外不同层次的人员比例要合理，选用原则是优胜劣汰。

1.1.2　医院教育培训的内容

医院教育培训内容主要包含医务人员医学继续教育、人文继续教育、思想政治教育、医德教育、管理培训、职业素质培训等诸多方面。医院教育培训内容与医院的性质、任务、规模有密切关系。教学医院承担医学院校教学任务，而一般医院主要承担在职继续教育任务。根据教育的阶段性，现在多数医学教育界专家和管理专家倾向于分为三个阶段：即学历教育阶段、毕业后教育阶段和继续教育阶段。毕业后教育主要是指住院医师规范化培养和研究生培养，而医学继续教育一般是指在职人员的终生教育。各医院接受进修生教育，情况比较复杂，有的是岗位培训，有的是住院医师培训，有的是专科医师培训，还有专业专题进修等。由于历史原因，一些医院的员工在工作前没有接受必要的学历教育和岗位培训，因此这部分工作人员还需要进行补课（包括学历与岗位资格的培训）。以上培训内容都有严格的教育制度、培训内容、培养方法和考核要求。

1.1.3　住院医师规范化培训

住院医师规范化培训（以下简称"住培"）的目标是为各级医疗机构培养具有良好的职业道德、扎实的医学理论知识和临床技能人才，能独立、规范承担本专业常见多发疾病诊疗工作的临床医师，培养标准化，同质化人才，最终达到能够提高医疗质量、提升医疗安全的目标。2013 年 12 月，国家卫生计划生育委员会、中央编办、国家发展改革委员会等 7 部委联合发布了《关于建立住院医师规范化培训制度的指导意见》，改革临床医学硕士专业学位研究生培养模式，建立临床医学专业学位研究生培养与住院医师规范化培训有效衔接的制度，标志着我国较为完善的医学教育体系的建立。2014 年 9 月和 2017 年 10 月，国家卫生计划生育委员会先后公布了两批国家培训基地名录，经不完全统计，国家公布的两批基地名录中，医学院校附属医院占比为 30% 左右，以医疗活动为主的非教学医院的三甲医院（主要指地市级公立医院、企业医院、部队医院及其他非直属附属医院）占比为 70% 左右。目前，我国住培政策体系基本形成、工作机制基本建立、培训体系逐步健全、财政投入不断加大、培训人数逐步增多、培训成效初步显现，具有中国特色的住培实践成功有效运行、住培经验不断涌现。成效日益彰显。

2016 年由中国医师协会组织的在培住院医师问卷调查显示，4 万多名参与调查的学员中 71% 认为自身的临床技能得到明显提升。2019 年住院医师规范化培训主题报告显示，住培人员执业医师资格考试的通过率较未参加培训者高出近 20 个百分点。住培工作方向从"体系建设期"向"质量提升期"转变。如何遵从客观规律，制订符合中国国情的住院医师规范化培训制度，以及提高教学质量是目前我国住培教育改革所面临的重要问题。紧密结合住院医师规范化培训目标和现状进行思考，从教学目标、师资管理与培训、教学内容和形式、考核评估几个角度全方位、有针对性地提出对策建议。

1. 存在问题

（1）住培内容培训形式单一

住培课程主要包括职业道德、医疗教学科研、沟通协调、操作技术等方面，教学与培训方法以 PPT 形式、带教老师授课为主，缺乏系统性和创新性，缺乏与时俱进并结合实践的培训理念。仅以"三基"（基础理论、基础知识、基本技能）为主要教学内容和评价指标的临床培训体系已无法满足日益复杂的临床环境的需要。但实际工作中住培学员科研与教学能力薄弱，医院科研教学环境氛围不够浓厚，科研与教学能力薄弱主要表现为住培医师的科研意识不强，不会进行临床实验数据结果处理和整理分析，教学能力又无法得到实践锻炼，对住培学员科研教学能力的培养投入不足，科研教学能力培训受到很大限制。

（2）培养目标同质化问题

专业学位研究生与住院医师规范化培养目标不一致。尽管临床医学专业研究生培养和住院医师规范化培训的对象组成具有相似性，而且随着并轨制度的延续，这两个群体的人员越来越具有同质性，但是在培养内容方面：临床医学专业硕士（专硕）研究生以临床能力培养为主，辅以科研能力的培养，而规范化培训的住院医师重点在于临床实践能力的培养。最终的培养结果：专业学位培养的研究生通过论文答辩及规范化培训考核合格后获得硕士毕业证书、硕士学位证书、住院医师一阶段规范化培训合格证书，毕业后直接进入专科医师培训阶段。而住院医师仅获得住院医师一阶段规范化培训合格证书。显然，专业硕士研究生的培养要求更高，其毕业后较住院后住院医师不仅在临床能力方面具有相同的水平，而且在临床科研能力方面更具优势。

社会人住培的补助收入最高，专硕四证合一住培学员补助收入最低，甚至很多医院存在住培补助不能按时足额发放，这或许与不同类型规范化培训的资金支持不同有关，社会人住培收入由国家保障，单位人住培工资由人事关系所在的医院支付，而专硕并没有专项住培资金的支持，具体补助发放要结合所在医院及科室的情况，待遇差距大，致使他们在培训期间出现抵触和不满情绪，导致工作积极性和主动性下降。

（3）培养方式

我国目前医务人员不足，住培学员直接参与科室工作，无法满足科室轮转的培训要求；部分人员考取的住培专业与实际轮转岗位或科室不相符，或存在执业注册范围与类别不一致，执业医师注册地点需要变更等问题，住培工作中会出现许多困难和矛盾，导致住培学员接受临床培训的意愿不强，使得工作学习积极性降低。

（4）政策落实

据调查显示：大部分医学生毕业后选择继续升学，选择就业的学生多愿意留在大城市就业，选择住院医师规范化培训的学生只占极少数。

（5）师资队伍教学能力有待提高

由于各级医院区域发展不均衡、医疗卫生资源分布不合理、师资队伍建设不规范等因素制约各培训基地和专业基地的发展，导致医院培训基地的培训内容与质量参差不齐，人员结构不合理、教学能力差距大。住培师资准入与退出机制有待于进一步完善。临床教学师资队伍现状不甚理想，加强教师队伍建设势在必行。对于师资来说，他们的教学薪酬得不到保障，很多医院没有教学职称的晋升途径和教学的绩效考核体系，所以缺乏带教积极性；即使有些教师热心于住培教学事业，但是由于对他们缺乏明确的教学要求，职责也不十分明确，因此带教能力有待于提高；非教学医院较直属附属医院教学工作开展的时间晚，具有教学职称人员较少，高级教学职称更少。由于其长期以来功能定位因素导致非教学医院缺乏教学传统，教学观念淡薄，导致非教学医院住培工作主要包括教学意识、教学能力和教学手段存在短板，教学经验缺乏且能够学习和复制的经验较少等。

（6）教学组织体系和制度体系不健全

非医学院校直属附属医院教学组织体系和制度体系不健全。组织体系建设和落实岗位职责是确保培训质量的基础，教学制度的制订和落实存在困难；非直属医学院校附属医院教学的组织体系一般为兼职管理，直至近几年才设立专门机构进行管理，缺乏经验丰富的管理人员，教学工作在推进过程中存在滞后性。同时，长期以来非直属医学院校附属医院教学工作未形成有效的激励与惩罚机制，在绩效分配、职称晋升和质控管理等方面几乎未涉及教学内容，导致各临床科室、带教老师普遍对教学工作不重视。

2．改进措施

（1）创新教学方法

完成住培医师培养的临床医师应具备更加全面的能力和更高的综合素质以胜任临床工作中多维度的工作要求。教师应不断丰富教学方法与更新教学内容，在教学工作中应不断推陈出新。据研究显示：在住院医师规范化培训中推广应用PBL（Problem-Based Learning）教学法能显著提高教学效果；探索病例导入式教学法（CBS）由学员自主查阅文献并承担授课任务、老师做引导总结的一种开放式教学模式融入传统教学模式能激发学员学习的兴趣和主动性，有利于规范化培训学员掌握理论知识和临床技能；以问题为基础的教学法（problem-basedlearning，PBL）、医学模拟教学（medical simulation teaching，MST）、文献研讨等教学方式，鼓励将人文教育、临床指南等融入教学，采用客观结构化临床考核（objective structured clinical examination，OSCE）＋标准化患者（standardized patients，SP）的考核方式并进行双向考核，有利于提升住院医师规范化培训质量。

（2）加强师资队伍建设

加强临床教师队伍建设，提高临床教学质量，临床指导教师的岗位胜任力影响着医院医疗安全、服务水平和教学质量。中国学者总结的临床医师岗位胜任力通用模型基本要素为：①临床医学技能与医疗服务水平；②疾病预防与健康促进；③医学信息与综合管理能力；④医学知识运用与终身学习能力；⑤人际沟通能力；⑥团队合作能力；⑦科学研究能力；⑧核心价值观与职业素养。以此为目标，优化临床教学师资队伍人员结构、加强统一化管理与培训、提高临床教师薪酬等一系列措施达到提高临床教师教学能力与调动工作积极性的目的。

住培带教师资绩效考核亟须全面推进，信息化平台建设有助于提高考核效率，以绩效考核促进医院教学氛围建设。医院教学管理部门的职能不仅是临床教学制度制订者和质量监控的管理者，更应该成为临床教学改革的设计者和推动者。落实相关优惠政策，在政策上应出台相应的经济保障措施，以减轻规范化培训生的生活压力。引导就业，鼓励学生去基层实地考察、走访，对基层医疗工作有正确的认识。

进一步强化师资的教学意识对缩短非直属附属医院与直属附属医院在教学质量上的差距，使临床教学质量达到同质化有至关重要的作用。

（3）加强临床实践能力教学

理论教育工作在本科教育阶段已经基本完成，住培临床带教的重点则为临床实践能力的培训，而临床实践能力的培养多以床边实践为主，医师带教师资的教学水平是影响住院医师的临床实践能力的重要因素。成立教学专家小组，组织专家小组制订教学大纲，教学大纲以《住院医师规范化培训大纲》为指南，以《国家执业医师考试大纲》为蓝本，坚持以能力培养为宗旨的教学理念，变"以教师为中心"为"以学生为中心"的教学思路。根据《住院医师规范化培训大纲》和《国家执业医师考试大纲》共设置公共临床实践技能 18 项，将体格检查、病史采集、沟通技能、实验诊断、心电图、诊疗操作、急救技术、手术基本技能等整合成公共技能课程。使学员能够掌握正确的临床工作方法，准确采集病史、规范体格检查、正确书写病历，掌握大多数疾病的发病机制，独立诊治本专业常见病、多发病；准确、熟练地进行专科检查操作、比较准确和熟练地掌握基本手术操作；住培结束时，住院医师能够具有良好的职业道德和人际沟通能力。经对比 2019 年与 2018 年住院医师结业考核临床实践技能考核的首次通过率及执业医师考试临床实践技能考试通过率，从住培学员执业医师及结业临床实践技能考核通过率看，标准化临床实践课程的设计与实施既有助于提升非直属附属医院教学师资同质化教学的能力，又可以提升学员对临床实践技能培训的满意度以及执业医师（执医）、住培结业临床实践能力考核通过率。

1.1.4　继续医学教育

1. 定义

继续医学教育是医学教育体系的重要组成部分，是继医学院校教育和毕业后医学教育，以学习新理论、新知识、新技术和新方法为主的一种终身教育，是广大在职卫生技术人员主动适应卫生服务需求、全面提升职业素质、实现终身教育和职业发展的一项基本医学教育制度。

2．目的

继续医学教育最终目的是加强卫生专业技术人员职业全程教育，不断提高技术服务水平和质量，适应医学科学技术和卫生事业发展的需要，更好地为人民健康服务，是实现我国科教兴国战略以及卫生人才战略的关键措施。随着科学技术的进步、医学模式的转变，不断满足医疗卫生技术人员对提高自身专业技能和职业素质的迫切需求。

3．主要问题

医院缺乏精准培训需求、缺乏支撑体系、缺乏完善科学制度以及未能实现培训成果转化，学员在学习过程中面临着工学矛盾，个人缺乏主动性等切实问题需要进一步解决。

（1）缺乏完善的培训制度

对于当前大多数医院培训的主要内容是对临床医务人员开展专业技能培训。培训工作虽一直有序进行，但是缺乏健全和完善的制度。同时，在培训目标、培训成绩、培训课程、培训方法以及培训评价等方面都缺乏合理性以及规范性，导致培训工作实际效果得不到有效评估，培训效果转化率低。培训缺乏战略目标，但是，大部分医院培训仅仅只是局限在应急方面，对员工开展岗前培训、消防培训以及抗菌药物培训等，培训内容也过于僵化、单一，严重缺乏实用性。

（2）缺乏协作支撑体系

对于开展员工培训工作，医院缺乏相对统一化的管理部门，各部门之间难以实现相互连接，缺乏统一战线，往往都是单独作战。人力资源管理部门只负责新员工培训工作，护理部只负责对护士的技能培训，感染科只负责感染相关的培训，保卫科仅就保卫工作开展培训。各部门只负责本专业的技能培训，对于一些共性的内容，没有实现统筹整合，造成了资源的浪费，培训也难以达到最优效果。

（3）培训需求缺乏明确性

缺乏针对培训需求进行深入分析，同时，忽视了员工职业生涯规划以及医院发展战略目标，导致了培训缺乏系统性和全面性，难以达到理想效果。此外，过多的培训也会导致培训资源的严重浪费。据调查，大部分医院开展培训工作仅仅只是采用"救火式"以及"应急式"的培训模式，培训缺乏合理的目标，严重影响培训效果。在制订培训计划过程当中，大部分医院也仅仅局限在临床专业知识以及专业技能等方面，大多沿用传统的培训内容，很难对医院创新式及科学发展创造动力。

（4）缺少培训评估机制

医院在经营管理的过程当中需要进一步加强人才培训工作，并且建立一套相对完善、有效的评估机制。大多数医院都会在培训结束前采用传统试卷模式来对培训效果进行考核和评估，这样就造成了受训者以及组织者形成了答卷结束即标志着培训结束的思想，使培训成果转化不够到位。为此，医院需建设培训成果转化环境，完善相关制度，使员工在培训之后能够真正将培训的内容应用到实际工作当中。

4．改进措施

要建立健全相关的规章制度，不断丰富继续医学教育的内容和开展的形式。合理安排培训内容，引导学员自觉主动积极参加继续医学教育。医院可构建培训项目小组、构建培训支撑体系、健全和完善成果转化体系、提高受训员工技能水平、端正培训员工工作态度，以医务人员在岗位实践过程中自身专业成长为导向，进行针对性、层次化继续医学教育，在掌握以及应用新知识、新技术等基础上夯实医学基础、发展思维能力、积累丰富的经验等。

1）完善政策制度，适时调整继续医学教育发展目标，考核评价标准等，对培训的针对性，适用性，有效性进行监督管理。

2）加大继续教育经费投入，发挥资金效应扶持学科研究及项目的开发，强化激励措施，深化教育教学改革，提高教学质量，促进各层次人才培养，充分发挥教育对卫生事业发展的推动作用。

3）优化继续医学教育方式，根据学员需要组织开展针对性、实用性的岗位技能面授，应鼓励学员依据政策外出参加全国性的培训活动，并切实做好培训后的监督管理考核。在信息时代，尤其是随着我国"互联网＋"战略的部署，信息共享的时间和空间的壁垒近乎没有了，快速、高效的知识交换使得继续教育应当顺应时代要求，面对不同专业、受教育程度多样的成人学习者采用有效的教学手段，满足学习者的个性化学习需求，提高专业技术水平，使医疗卫生事业获得更好的发展。

4）丰富教学资源，利用专项经费、整合资源，积极发展远程继续医学教育、视频直播、专题视频讲座等教育形式，用于支持权威、规范、公益的远程继续医学教育学习资源建设。

1.2   医院培训

从医院层面，当前社会人才竞争激烈，科技迅猛发展，对工作效率的要求不断提升，职工技术老化，使得人们意识到提高医院综合实力的重要性，医院综合实力的提高本质上是人才培养，不断改善和提升人才素质已成为医院管理工作中的"重中之重"。因此，培训是医院全面提升人才素质、求生存、谋发展的新动力。

从个人层面，医院职工的自我价值是不断提高自身的医疗水平，从而更好地服务医院，救治病患。因而，不断地接受培训，提升自己的医疗知识、技能，是实现其自我价值的必然要求。除此之外，开展培训活动不但可以完善医院职工的知识体系，使其自身价值得到提升，也可以促进其对自身的职业进行规划。

1.2.1   医院培训的特点

1. 系统性、多样性

根据培训需求及参培人员意愿选择培训方式，制订结构分层、形式多样的继续教育培训计划。

2. 专业性、职业性

根据医院医疗专业技术人员及管理人员培训，现代医院管理制度建设对医院管理者提出了更高要求，《中共中央国务院关于深化医药卫生体制改革的意见》明确提出逐步形成一支职业化、专业化的医疗机构管理队伍。医疗专业技术人员培训是医院职业化队伍建设的重要举措，制订符合需求的培训计划，科学开展培训，才能有效提升医院医务人员的业务水平，更好地服务于人民群众。

3．科学性、针对性

医院不同岗位的员工对各类培训需求有一定差异性，对培训形式、培训内容、培训师资、培训时间都有各自不同的需求。在医院人力资源管理中应以需求为导向，因岗位制订培训方案，以更好地实现培训目的。提升医院职工培训需求分析结果的可信度，对培训需求展开合理的分析，构建科学的分析模型，培训需求分析作为职工培训的首要和必经环节，是培训活动开展的前提与基础，也是实现培训目标的保障。切合实际需求开展培训，医院应建立健全医院培训督导机制，这样有利于培训工作开展和成效落实。医院在开展培训工作过程当中，要充分结合医院的发展战略目标，明确培训需求。根据培训对象的不同，需要医院对培训层次、培训需求加以分类和明确，建立起规范化、科学化的培训制度，明确培训流程、培训内容、培训目标，切实保障培训的效率和效果。

1.2.2　医院培训的内容

医院培训按被培训对象分类，可大致分为三大类型，分别为专业技术人员、管理人员以及服务人员。对于当前大多数医院来讲，培训的主要内容是对临床人员开展专业技能培训，主要内容可包括工作态度、专业技能以及基础知识等，三者之间是相辅相成的关系。让受培训的员工持续有效地将其在培训中所获得的知识、技能、行为、态度运用于工作中，使培训项目发挥最大的价值，共同实现医院及个人的战略目标。

1.2.3　培训形式的创新

首先，大多数医院依然采用陈旧的培训模式进行培训，医院内部没有归口的职能部门进行统筹管理，培训工作分散运作，如医务部培训医师、护理部培训护士、人力资源管理部门培训管理人员等，分散管理不利于制订系统性的培训方案，培训缺乏持续提升，这也就使得在开展培训过程中出现很多问题，最终培训结果也达不到预期的目的。其次，不分层培训、不做前期调查、忽视培训结果应用等问题也非常突出。

为了能够促使培训达到理想效果，医院需要创新培训形式。基于不同岗位员工对管理能力、业务能力、科研能力以及个人素养等方面能力培养的需求存在差异，不同岗位员工所青睐的培训形式的需求不同。据研究结果显示，医疗、医技、药剂及护理大多数员工更倾向于线上学习，教学科研部门员工更青睐于现场理论授课 - 小班制及工作坊的形式培训。管理岗位员工则更倾向于经验交流的培训形式；工勤岗位员工更倾向于线上学习和实地训练。医院可以让中级以上管理层"走出去"，参加一些会议论坛或是培训，学习先进的信息和理念。对于基层员工，医院可以信息技术、文娱活动、实体训练、讲解知识、多媒体、视频、模拟实验室以及远程讲座等培训方式，全面提升员工参与培训工作的主动性和积极性。目前国际流行的沙龙形势引入医院的继续教育的案例也比较多，更有利于在活跃的气氛下提升医务人员的专业素养和实际工作能力。

1.2.4　培训效果的评估

医院在经营管理的过程当中需要进一步加强人才培训工作，并且建立一套相对完善、有效的评估机制。大多数医院都会在培训结束前采用传统试卷模式来对培训效果进行考核和评估，这样就造成了受训者以及组织者形成了答卷结束即标志着培训结束的思想，使培训成果转化不够到位。为此，医院需建设培训成果转化环境，使员工在培训之后能够真正将培训的内容应用到实际工作当中，医院应建立健全医院培训督导机制，这样有利于培训工作开展和成效落实。为了考核培训效果，通过培训督导机制进行有效的评价，将培训效果与个人职称晋升等结合起来，一方面可以及时发现培训中的问题，另一方面可以了解培训的效果。比如，在对医师培训后，可以对参与培训医师所在科室的人员进行问卷调查及理论技能考核，了解通过培训的科室在业务水平方面的变化，查漏补缺。实施培训效果评估，可以发现医院培训实施与目标之间的差距，并督促培训质量不断地接近预定目标，而及时反馈的评估结果也会为医院不断改进培训实施方案和医师认识自身收获提供有效依据。

（王洪武　王彩生　孙德俊　李春艳　辛晶晶　任思姚）

第2章　继续医学教育

2.1　继续医学教育的目的及意义

2.1.1　继续医学教育的目的

继续医学教育是完成基础医学教育和毕业后医学教育之后进行的在职进修教育，对已完成院校医学教育的卫生人员进行的新理论、新知识、新技术、新方法的终身性的训练活动。其目的旨在使在职卫生人员不断学习同本专业有关的新知识、新技术，跟上医学科学的发展，使卫生人员在整个专业生涯中不断更新知识，以提高业务技术水平和工作能力，适应医学科技、卫生事业的发展。

2.1.2　继续医学教育的意义

随着社会进步和科学技术的迅猛发展，知识倍增，而且知识的老化速度日益加快，周期急剧缩短。传统的一次性教育已不能适应人们获得知识和未来工作的需要，不能适应社会发展带来职业转换的需要，终身教育逐渐成为当今的一种国际教育思潮。面临着教育观念、医学模式和医学科技飞速发展的新形势，继续医学教育在提高我国卫生队伍的整体素质和水平的活动中，在适应现代化建设和提高人民健康水平需求方面，发挥着越来越重要的作用。

继续医学教育是医学教育体系的重要组成部分，是广大在职卫生技术人员主动适应卫生服务需求，全面提升职业素质，实现终身教育和职业发展的一项基本医学教育制度。加强医教协同，建立完善医学人才培养供需平衡机制，强化面向全员的继续医学教育制度，是我国的继续医学教育工作围绕卫生工作重点和队伍建设的需要。坚持以人为本，深入贯彻落实全面推进"健康中国"建设重大任务，改革完善疾病预防控制体系；提高应对突发公共卫生事件能力；深化医药卫生体制改革；着力培养基层卫生人才，巩固健康扶贫成果，发展乡村振兴；持续推进健康中国行动、积极应对人口老龄化，强化公共卫生法治保障；加快科技创新和人才培养，对于扎实推进新发展阶段卫生健康事业高质量发展具有重要意义。

2.2 继续医学教育的特点

2.2.1 继续医学教育的普遍性

我国医学教育模式由基础医学教育、岗位培训性质的毕业后医学教育（医学研究生教育、住院医师规范化培训）和知识更新性质的继续医学教育三部分组成。在医学教育连续统一体中，继续医学教育的任务和对象决定了继续教育的内容和形式，使继续医学教育的目标具有实用性、多样性，针对不同目的、不同的人采用形式多样，针对性实用性强的教育活动，教育内容具有针对性、先进性、前沿性、前瞻性，凡是与本专业有关的新知识、新技术和新方法都属于继续医学教育的内容，其特点是符合实际需要，有针对性、实用性和先进性，继续医学教育对象为在职在岗的各级各类（医、药、技、护）专业技术人员，以及所有有意愿学习医学卫生保健知识和技能的，不分期层次、性别、教育水平、区域、职业都可以被当作继续医学教育的对象，但仍以医疗工作者为主要对象，对于不同的教学与对象采取的教育方式也不一样，主要的方式是短期培训和自学辅助教学模式，包括继续医学教育项目、学术会议、专题讨论会、考察等。

2.2.2 继续医学教育的创新性

改革创新，以继续医学教育工作推动事业发展，突出抓好以继续医学教育内容、项目和方法为重点的改革。继续医学教育的内容与形式，仍然要以现代医学科学技术发展中的新理论、新知识、新技术、新方法为重点，注意先进性、针对性和实用性，重视卫生技术人员创造力的开发和创造性思维的培养。研究运用科学的评价方法，促进教育质量的不断提高。以人为本，兼顾专业技术人员的工学矛盾，变"要我学为我要学"。树立"只有终生教育，才能终生执业"的观念，切实将接受继续医学教育成为专业技术人员的自觉行为，使继续医学教育真正成为卫生事业快速发展的助推剂。

1. 继续医学教育观念创新

继续医学教育创新是时代的要求，所谓创新不仅是教育方法的改革和教育内容的增减，而应是教育观念上的重新定位。要将培养观念从继承型向能力型、从单一技术型向跨学科复合型、从单纯技术型向提高人文素质型转变，并且要加强中医药传承创新、中西医结合，培养融合创新能力、医学技术、人文素质为一体综合素质全面发展的医务人员，是继续医学教育创新的出发点和落脚点。

（1）培养创新能力

创新是针对传统教育而言，传统教育坚持的是"以追求传统文化的辉煌成就及其历史价值的昨天教育价值观"，强调历史知识遗产的继承、科学技术成果的系统传授、自然界普遍规律的掌握，在教育过程中，把受教育者变成被动接受知识的容器，只是在发挥着一种"复制"前人的功能。如果要不断推动医学事业发展，需要的医学人才不单单是历史文明成果的继承、传授及普遍规律的掌握，而是在继承的基础上能够凭借自身能力，不断地创新，能主动积极地丰富和超越历史和现实，从而推动人类文明不断前进的创新人才。因此培养医务人员的创新能力是继续医学教育的首要目标。

（2）培养复合型人才

继续医学教育应建立大教育观，培养复合型人才。继续医学教育学习不能只拘泥于医学的新理论、新知识、新技术和新方法的学习，更不能单一要求所学知识"专业对口"。医学科学发展，离不开多方面的知识积累，多门学科相关知识的融合，不但能促进相互发展，而且量变达到一定程度必将刺激产生知识的质变，从而导致新理论、新体系或新学科的诞生。因此，继续医学教育应改变单一技术的培养观念，注重加强复合型人才培养，积极培养交叉学科人才，加速交叉科学发展。

（3）提高人文素质

提高医务人员的人文素质同样是继续医学教育的重要任务。医学是一门既有自然科学属性又有人文社会属性的综合性学科。医学模式从生物医学模式向生物—心理—社会医学模式的转变就充分说明，现代医学中渗透着人文关怀，而医学也围绕人文价值去实现医学价值。同样只有将高尚的人文精神不断注入医学科学中，医学才能充分发挥积极的正面效应，实现科学精神和人文精神两者的理想整合，才能形成现代医学的完整结构，也才能促进医学的健康发展。因此培养医务工作者的人文素质同样是继学医学教育的主要目标。

（4）实施中医药人才培养

提高中医药教育整体水平，坚持发展中医药师承教育，"新型冠状病毒感染肺炎疫情"发生后，中医药全面参与疫情防控救治，做出了重要贡献，但仍然一定程度存在高质量供给不足，人才总量不足，创新体系不完善，发展特色不突出等，加强中医药人才评价和激励是继续学教育的又一个新目标。

2. 继续医学教育内容创新

继续医学教育观念的创新，必将带来内容不断创新。继续医学教育培养观念的创新，决定了它的目标将是多元化的，不是单一的，这就意味着其教育内容应更加宽泛，不只局限于医学知识与技能的学习，应着眼于医务人员在整个职业生涯中能跟进医学发展的各方面要求。除技术领域的要求外，医务人员更要有良好的人格和全面的素质，以适应社会、体现其人生价值。

着眼于医学创新人才特性培养。培养智力能力，即提高医学专业知识和广博的知识面，掌握运用科学方法论及相关技术的创新能力；培养探索未知医学领域强烈欲望的兴趣；培养创造性思维特征，即逻辑推理、思想联想、问题求解及自由联想；培养自尊自信的人格特性。

进行人文科学教育。医学的对象是人，也可以说医学也是"人学"。人是自然的人，也是社会性很强的人。社会、文化、环境等，都可能影响人的身心健康。这就决定了医务人员应该具备宽厚的人文知识和良好的人文精神。但目前从事临床实践的医务工作者，所受教育大多数是基础医学和临床医学教育，对人文科学和人文精神的教育十分淡化。因此为了适应医学的发展和医学模式的转化，继续医学教育需给医务人员补上人文教育这一课。

重视医德教育。首先，医务人员要有为人类健康献身的责任感、使命感及对医学科学的奉献精神和执着追求。其次，加强医务人员的思想道德建设也是社会主义精神文明建设的要求。医务人员面向全体社会成员，他们的精神风貌和道德素养直接对社会文明的发展起重要作用。依法行医、文明行医也是现代社会对医务人员角色的要求。长久以来，医德教育是医学教育的薄弱点，继续医学教育应将医德教育包括其中。

提高中医药教育。增加中医药技能培训与适宜技术必修课程，临床、口腔、公共卫生类别医师接受必要的中医药继续教育。

学习多学科知识。现代科学技术不断向高度分化与高度综合的趋势发展，不同学科之间的相互联系越来越紧，相互渗透越来越深，不同知识、思想、方法联结和融合在一起，相互借鉴和移植，可逐渐形成许多交叉新兴学科。因此，医学发展与其他许多科学技术的发展息息相关，继续医学教育要学习、介绍其他学科及相关科学知识，以促进医学科学的发展，促进新学科的产生。

3．创新继续医学教育手段和方式

继续医学教育目标的多元化、教育内容的增加和不断发展，对继续医学教育手段和方法也提出了新的要求，加之现代教育技术不断发展，为继续医学教育手段方法的创新提供了很好的条件。

发挥教育技术的作用。继续医学教育不同于在校学习那么整齐划一，有内容广泛、专业对象各异、教育层次不同等特点，应寻求多样的、高效的实施方法。教育技术可以为这个目标提供可靠手段和技术保证。目前，教育技术在我国正处于理论和技术不断完善阶段。其职能在扩展，技术品种不断增加，如电视技术、多媒体技术、虚拟现实技术、卫星通信技术、网络技术以及高清晰度显示技术等组成了教育技术这个新的大家族，制造出了电视教材、多媒体教材、虚拟现实教材、网络教材等名目繁多的电子教材。在继续医学教育中综合运用这些电子教材，可以活跃教学的情境，激励医务人员的学习动力，在电教教材的应用上也很灵活，可以集体学习观看，也可以根据各人需要自行选择学习研究，学习的场地可以任意选择。以上这些鲜明的特点，使教育技术在继续医学教育中主导作用日益增强。

使受教育者由被动变为主动。继续医学教育方法创新的另一个特点，是使受教育者由被动者变为主动者，在传统教育中，教育信息的发出者主要是教师，而我们提倡的教育方法，教师不再起权威的知识源泉的作用，而更主要的是起着信息编码、选择和发送的作用，同时教师在和受教育者的接触中主要起组织指导、创设环境和解惑的作用，不是完整地、系统地直接向受教育者传递教学信息的角色。受教育者除了从教师处获取信息外，还可通过书本、音像制品、网络等其他教育者（信息源）处获取信息，使继续医学教育学习，有充分的学习空间，使受教育者可以随心所欲地根据自己的时间、知识水平、爱好寻找所需的信息，选择感兴趣的内容学习，并且可以继续追踪自己感兴趣的话题和相关信息。知识的重要与否，不再完全由教育者决定，而是应该由受教育者自己决定、提倡有选择性学习，选择性是指每位医务人员在接受继续医学教育时，对知识结构的选择性、学习内容的选择性及个体创新能力发展方向的选择性，学习者在建立基于个人知识背景基础上，围绕个人需求来制订学习计划，有选择地进行个别化学习，以系统的课堂集中学习的模式，已不能满足广大医务人员的个别化学习需要，对学习者个人而言，信息时代新知识显现的特征，要求医务人员有敏锐的观察力和强烈的求新欲，只有进行创造性地学习，才能达到培养创新能力的目的。

采用开放式的学习方式。开放式教育主要依托远程来实现，远程开放教育的特征一是具有大系统、远距离、多媒体、开放性的特点。它与传统教育方法的重要区别之一是建立了完善的学习支持服务系统，这种学习支持服务系统能够很好地解决教与学的时空分离，提供个别化的学习条件，帮助学习者按照自己的兴趣选择课程和学习方式，形成一种崭新的扩展知识、发展个性、培养创新能力的远程开放学习模式。二是教育资源共享。可以搭建平台，给医学人才展露园地，还可开展学科间的互动，信息间的交流，同时为新知识的创造、传播和利用提供良好的环境。网络信息时代的终身学习是一种自主的学习，是一种以现代信息技术为手段的学习。

以推进"放管服"改革为指导原则，鼓励、督促学习与简化管理的理念，进一步完善、细化为基层减负改进继续医学教育有关工作，体现医务人员有自主选择远程学习平台的要求，推进继续医学教育"放管服"改革。由全国继续医学教育委员会（简称"全继委"）集中发布国家级远程继续教育项目供医务人员自主选择，各学习平台所获学分全国适用，各地不得另行设置区域准入条件。同时，除国家公布的范围外，有条件的省份可根据需求开展本省域内适用的远程继续医学教育工作，自主开发学习平台和项目。

大力发展远程继续医学教育，丰富教学资源。由国家卫生健康委员会以行业需求为导向，自上而下设立推广项目。由全继委以胜任力为导向，制订发布继续医学教育指南，引导项目开展。鼓励各地将面授项目转换为远程项目，方便医务人员学习，加大适宜技术推广和继续医学教育扶贫力度，缓解工学矛盾。

对改革继续医学教育学分划分的创新管理办法。改革既往学分授予管理办法中对Ⅰ类、Ⅱ类不可替代的规定，提出医务人员参加本专业相关培训所获的Ⅰ类和Ⅱ类继续医学教育学分可在一定程度补充互认，将"基层医疗卫生机构人员学分规定由所在省制订"扩展为县级及县以下机构人员。

进一步推进继续医学教育管理工作持续改进，加强规范管理。明确各级卫生健康行政部门的属地化责任，以及各项目申报单位对所开展的继续医学教育活动的主体责任。强调远程继续医学教育机构不得直接向学员授予学分，需经学员所在地的省级继续教育委员会核实后发放相应学分。强调继续医学教育的公益性，鼓励各地结合实际开展继续医学教育试点。

全国继续医学教育委员会通过办公室和全国继续医学教育管理平台，集中向社会公开发布国家级远程继续医学教育项目，医务人员根据需求自主选择学习平台，所获学分在全国范围内适用，省域间互认，各地不得直接或变相设置区域准入条件。除国家公布的培训项目外，各地、各单位不得要求医务人员在指定的远程继续医学教育机构获取学分。确有需要且具备较好工作基础的地区，可由省级继续医学教育委员会（以下简称省级继续教育委）根据实际需求开展本省域内适用的远程继续医学教育工作，并报全继委。

2.3　继续医学教育的内容

2.3.1　继续医学教育内容制订的制度与流程

1. 内容制订的制度

健全制度，规范管理。为了更好地开展继续医学教育工作，需要一整套健全的规章制度和相关政策作为保障，做到"有法可依"。应根据卫生部（现国家卫生健康委员会）、人事部（现人力资源和社会保障部）联合制订的《继续医学教育规定

（试行）》，结合各地区实际情况，实行全行业管理，充分利用各地区的卫生和医学教育资源，按照专业技术人员继续教育的总体要求，加强对继续医学教育工作的规划、组织和领导。继续医学教育委员会负责指导、协调和质量监控，组织有关部门进行论证并对继续医学教育的组织管理、内容形式、考核评估、建立激励与约束机制等做出明确的规定，同时要出台一系列继续医学教育配套设施，保证继续医学教育工作深入、持久地开展。

教育部、国家卫生计划生育委员会、国家中医药管理局、国家发展改革委、财政部、人力资源社会保障部等六部门联合印发了《关于医教协同深化临床医学人才培养改革的意见》中指出，到 2020 年，基本建成院校教育、毕业后教育、继续教育三阶段有机衔接的具有中国特色的标准化、规范化临床医学人才培养体系。继续医学教育作为体系中的重要部分，一要开展面向全员的继续医学教育，以岗位职责为依据，以个人实际素质能力为基础，以岗位胜任能力为核心，通过适宜方式，有针对性地开展面向全体卫生计划生育人员的职业综合素质教育和业务技术培训，不断提升全体卫生计划生育人员的职业素质能力；优化继续教育实施方式，加强培训工作的统筹管理，充分利用高等医学院校、医疗卫生机构教学资源，发挥卫生计划生育专业学会、行业协会组织的优势和作用，创新教育模式及管理方法，将传统教育培训方式与网络、数字化学习相结合，加快课件、教材开发，提高继续教育的针对性、有效性和便捷性；强化继续教育基地和师资队伍建设，集成各类优势资源，探索完善多元筹资机制，构建专业覆盖广泛、区域布局合理、满足各级各类卫生计划生育人员培训需求的继续教育基地体系。落实《教育部等六部门关于医教协同深化临床医学人才培养改革的意见（教研〔2021〕2 号）》该指导意见对住院医师规范化培训内容进行政策性指导安排。除此之外，继续医学教育的内容要以现代医学科学技术发展中的新理论、新知识、新技术和新方法为重点，注意先进性、针对性和实用性，重视卫生技术人员创造力的开发和创造性思维的培养。根据学科发展和社会需求，开展多种形式的继续医学教育活动。

2．内容制订的流程

全国继续医学教育委员会在卫生部（现国家卫生健康委员会）、人事部（现人力资源和社会保障部）的领导下，由卫生部（现国家卫生健康委员会）、人事部

（现人力资源和社会保障部）、解放军总后勤部卫生部（现总后勤部卫生健康委员会）、有关卫生厅（局）（现卫生健康委员会或局）、人事厅（局），高等医学院校、学术团体和医疗卫生单位的领导及专家组成。委员会下设若干个学科组，聘请有关专家担任学科组成员。委员会的职能是：

（1）研究全国继续医学教育的方针、政策，向卫生部（现国家卫生健康委员会）、人事部（现人力资源和社会保障部）提出建议；

（2）研究和提出全国继续医学教育的总体规划和实施计划；

（3）负责拟订继续医学教育项目的评审标准，申报、认可办法和学分授予办法等；

（4）负责国家级继续医学教育项目的评审。评审结果作为卫生部（现国家卫生健康委员会）批准和公布的依据；

（5）组织选编、出版国家级继续医学教育项目的优秀文字教材、音像教材和远程继续医学教育课件；

（6）开展远程教育，推动全国继续医学教育广泛深入地开展；

（7）对省级继续医学教育委员会、卫生部（现国家卫生健康委员会）直属单位及相关单位的继续医学教育工作进行指导、检查和评估；

（8）负责国家级继续医学教育基地的评审。评审结果作为行政主管部门批准和公布的依据。

省级继续医学教育委员会在省级卫生行政部门、人事行政部门的领导下，由卫生厅（局）（现卫生健康委员会或局）、人事厅（局）和有关单位的领导及专家组成。委员会下设若干个学科组。委员会的职能是：

（1）拟订本省（自治区、直辖市）继续医学教育的规划和计划；

（2）依据继续医学教育有关规定，拟订实施细则；

（3）评审省（自治区、直辖市）级继续医学教育项目。评审结果作为省级卫生行政部门批准和公布的依据；

（4）组织继续医学教育文字教材、音像教材和远程继续医学教育课件的编写、出版和发行工作，开展远程教育；

（5）对本省（自治区、直辖市）的继续医学教育工作进行指导、检查和评估；

（6）评审本省（自治区、直辖市）继续医学教育基地。评审结果作为行政主管部门批准和公布的依据。

地（市）、县两级卫生行政部门应加强对继续医学教育的领导，负责贯彻落实省级继续医学教育的计划和要求，组织各项活动。

2.3.2 继续医学教育内容制订的修改与完善

在继续医学教育活动中要注意加强政治思想、职业道德和医学伦理学等有关内容的教育，培养高素质的卫生技术人员。

继续医学教育坚持理论联系实际，"按需施教、讲求实效"原则，围绕卫生工作重点，根据业务发展需要，继续编印相关继续医学教育教材，根据学习对象、学习条件、学习内容等具体情况的不同，采用培训班、进修班、研修班、学术讲座、学术会议、业务考察和有计划、有组织、有考核的自学等多种方式组织实施。内容涵盖临床医学、医院感染（管理）学、医学教育与卫生管理学、公共卫生与预防医学、药学、卫生法规与医学伦理学。加强传染性疾病防治、重大疾病控制、突发性公共卫生事件应急处理，以及依据《国务院办公厅印发关于加快中医药特色发展若干政策措施的通知（国办发〔2021〕3号）》文件精神加强中西医学、社区卫生以及医德医风、医学伦理等知识的培训，特别是针对医疗风险较高的学科专业举办专题培训班，并选择有针对性的专业内容开展全员培训。要推行以岗位胜任能力为核心的专业培训，将专业培训情况作为卫生技术人员继续医学教育学分达标考核的必备内容。推行分类、分层、分级的继续医学教育服务初级人员以本专业为重点，兼顾相关专业，着重加强基本实践技能和相关基本知识培训，培养独立正确处理本专业常见问题的能力，规范履职行为；中级及以上人员着重加强新理论、新知识、新技术、新方法的学习，加强教学科研相关知识技能培训，巩固和提高正确处理复杂疑难问题的专业技术能力，对其中的潜在创新人才和潜在学科领军人才强化针对性培养培训；具有高级专业技术职务的卫生技术人员应当掌握本专业前沿动态和发展趋势。在达到本专业本层次基本要求的基础上，根据工作需要，鼓励选修其他相关学科的有关内容，推进学科交叉融合和复合型人才培养。按照《教育部等六部门关于医教协同深化临床医学人才培养改革的意见（教研〔2021〕2号）》，有机衔接院校教育、毕业后教育、继续教育三阶段，将中国特色的标准化、规范化临床医学人才培养体系，实现继续教育全覆盖，开展住院医师规范化培训《关于建立住院医师规范化培训制度的指导意见（国卫科教发〔2013〕56 号）》内容包括：医德医风、法律法规、临床实践技能、专业理论知识、人际沟通交流，重点提高诊疗能力。

从实际出发，充分利用各种继续医学教育资源和条件，加强协调沟通，发挥各个相关单位、组织的作用，实现优势互补，资源共享。

各地区各单位根据不同内容和条件，采取灵活多样的形式和方法，开展以短期和业余学习为主的继续教育活动。自学是继续医学教育的重要形式之一，应有明确的目标，制订自学计划，经考核认可授予学分。同时各单位要整合远程医疗资源，积极发展以互联网、卫星通信等现代信息系统为主要载体的远程继续医学教育，加快网上数字化课程、课件、教材开发，探索建立共享型公益性继续医学教育数字化资源库，将远程教育与集中面授、现场操作培训和辅导答疑等相结合，方便卫生技术人员特别是边远地区农村基层卫生技术人员就地学习。严格远程继续医学教育资质认证，完善相关培训课件制作、培训质量评价等标准，强化培训实施过程监督，规范远程继续医学教育秩序，健全违规退出机制，保证教育质量。

2.3.3　继续医学教育内容制订的审核

1. 指导思想

全面贯彻落实科学发展观，加快实施人才强卫战略，积极发展继续医学教育，以满足人民群众日益增长的健康需求为目的，以满足卫生技术人员职业发展需求为导向，以岗位胜任能力为核心，创新体制机制，完善政策制度，健全继续医学教育体系，深化教育教学改革，提高质量，全面提升卫生技术人员队伍的整体素质，为落实新时期卫生与健康工作方针，以基层为重点，以改革创新为动力，预防为主，中西医并重，将健康融入所有政策、人民共建共享提供坚实的卫生人才。

2. 基本原则

立足国情，遵循规律。深刻把握国情特征，遵循卫生人才成长规律和医学教育规律，对各级各类医疗卫生机构中的卫生技术人员实施全员培训，发展和完善中国特色的继续医学教育。

统筹兼顾，协调发展。以全科医师为重点，以农村、基层、中西部地区为重要着力方向，鼓励东部发达地区以更高标准发挥引领示范作用，全面推进区域、城乡、各级各类医疗卫生机构、不同学科和不同层次卫生技术人员的继续医学教育，大力培养基层卫生人才、医学杰出骨干人才和各类急需紧缺医学人才。

按需施教，重在实效。以岗位胜任能力为核心，增强培训的针对性、适宜性、协调性和有效性，提高卫生技术人员的素质能力，改善医疗卫生机构和卫生体系的服务绩效。

完善管理，强化保障。创新体制机制，强化政府责任，健全筹资机制，分级分类管理，完善政策措施，加强继续医学教育体系建设，保障培训工作有效、有序地持续推进。卫生部（现国家卫生健康委员会）负责全国继续医学教育的管理监督，地方各级卫生行政部门依据有关规定负责本行政区域内继续医学教育的全行业属地化管理监督。

3．目标要求

紧密围绕卫生事业改革发展的重大需求，在巩固"十三五"期向医教协同发展成果的基础上，进一步完善继续医学教育制度，基本普及继续医学教育，广泛深入开展各种适宜、有效的继续医学教育活动，全面提升各地区各级各类医疗卫生机构全体卫生技术人员的职业综合素质和岗位服务能力，促进卫生体系服务绩效进一步改善。

2.4 继续医学教育的实施

2.4.1 继续医学教育的实施方式

加快继续医学教育改革的发展，要着力于优化继续医学教育的实施方式。鼓励有计划可验证的自学，广泛深入开展与本单位本科室本岗位业务教学科研工作紧密结合的团队学习，并将其作为继续医学教育的基础方式予以普及和完善。可采取集中短期脱产培训，优先在本区（县）、本市范围内安排实施，并切实提高培训质量和水平；跨省（区、市）和全国性的培训活动，其内容应当具有鲜明的科学性、先进性、战略性和可推广性，计划周全、组织严密、效果显著；根据实际工作需要，有计划地选派和组织相关专业的人员参加系统的脱产进修，重点加强各类急需紧缺医学人才进修培训。着重探索符合农村基层特别是边远贫困地区农村基层实际的继续医学教育方式，增强培训的针对性、实用性、便捷性和有效性，使所有农村基层卫生技术人员都能够参加适宜的继续医学教育并得到相应的提高。鼓励符合条件的卫生技术人员参加国际境外交流。

优化继续医学教育的实施方式，着力于发展远程继续医学教育。创新开发共享机制，整合远程医疗资源，积极发展以"互联网＋医疗"等现代信息系统为主要载体的远程继续医学教育。加快网上数字化课程、课件、教材开发，探索建立共享型公益性继续医学教育数字化资源库，将远程教育与集中面授、现场操作培训和辅导答疑等相结合，方便卫生技术人员特别是边远地区农村基层卫生技术人员就地学习。严格远程继续医学教育资质认证，完善相关培训课件制作、培训质量评价等标准，强化培训实施过程监督，规范远程继续医学教育秩序，健全违规退出机制，保证教育质量。

强化领导，创造继续医学教育的良好环境。继续医学教育是卫生事业发展的有机组成部分，也是医疗卫生单位增强核心竞争力和卫生技术人员提高能力素质的重要途径和手段。各级领导和医疗卫生单位要充分认识继续医学教育在医疗卫生、医学科研、卫生人力资源开发等方面的地位与作用，增强做好继续医学教育工作的紧迫感和责任感，把继续医学教育工作纳入重要工作日程，做到组织落实、人员落实、工作落实。

加大投入，保证继续医学教育经费落实。各级卫生行政部门、各医疗卫生单位要建立费用分担机制，多渠道解决继续医学教育的资金投入问题。卫生行政部门要积极争取各级财政增加对继续医学教育的引导性投入，各医疗卫生单位要把继续医学教育作为增强单位核心竞争力的重要途径和手段，从投入上向继续医学教育倾斜，每年在预算中安排一定的资金，并逐年有所增加。同时，要积极争取和鼓励社会各界多方投资继续医学教育，逐步建立继续医学教育资金筹集、使用的良性循环机制。卫生主管部门要加强对经费使用的管理和监督，提高经费的合理使用和效果。

依托网络，使继续医学教育更加便捷。结合卫生信息化建设，逐步建立起我区继续医学教育的信息化服务体系和培训网络体系，为广大卫生技术人员提供更加便捷、更加多样、更加丰富的继续医学教育活动。积极组织开设继续医学教育网络课程，利用可用资源，联合发达省份，努力开发高质量的互联网继续医学教育课件，并创造条件与国内其他省市实现网上教育资源共享。

兼顾基层，确保继续医学教育工作全面发展。各级卫生行政部门在政策、经费等方面向基层倾斜，要兼顾好农村牧区和城市社区的继续医学教育工作，长期培训与短期培训相结合，送出去与请进来相结合，因地制宜，积极开展面向农村牧区和城市社区的继续医学教育活动。各旗县区卫生行政部门和医疗卫生机构要采取有力措施，加大对农村牧区和城市社区开展继续医学教育工作的支持力度。建立制度，经常性地开展适合基层卫生技术人员的继续医学教育活动。积极组织与鼓励城市医疗卫生单位和卫生专业技术人员面向农村牧区和城市社区开展针对性强、效果明显、适宜技术推广的继续医学教育活动。同时针对我国部分地区少数民族众多、地域辽阔、人口稀少、交通不便等特点，创新思维，积极开发适合各地区特色的继续医学教育方式、方法，切实扭转偏远地区卫生专业技术人员接受继续医学教育难的局面。

2.4.2　继续医学教育的实施的管理

1. 学分要求

继续医学教育实行学分制。继续医学教育对象每年参加继续医学教育活动，所获得的学分不低于25学分，其中Ⅰ类学分5~10学分，Ⅱ类学分15~20学分。省、自治区、直辖市级医疗卫生单位的继续医学教育对象五年内通过参加国家级继续医学教育项目获得的学分数不得低于10学分。继续医学教育对象每年获得的远程继续医学教育学分数不超过10学分。Ⅰ类、Ⅱ类学分不可互相替代。

2. 学分分类

按照继续医学教育活动，学分分为Ⅰ类学分和Ⅱ类学分两类。

1）Ⅰ类学分

（1）国家级继续医学教育项目

① 由全国继续医学教育委员会评审、批准并公布的项目。

② 国家级继续医学教育基地申报，由全国继续医学教育委员会公布的项目。

（2）省级继续医学教育项目

① 由省级继续医学教育委员会评审、批准并公布的项目。

② 省级继续医学教育基地申报，由省级继续医学教育委员会公布的项目。

③ 中华医学会、中华口腔医学会、中华预防医学会、中华护理学会、中国医院协会、中国医师协会（以下简称指定社团组织）所属各学术团体申报的非国家级继续医学教育项目在分别经以上学（协）会组织评审并批准后，由全国继续医学教育委员会统一公布的项目。

（3）推广项目

推广项目是为适应基层卫生专业技术人员培训、卫生突发事件应急培训，以及面向全体在职卫生人员开展的培训需要（如职业道德法规教育），由卫生部（现国家卫生健康委员会）或省（自治区、直辖市）卫生厅（局）组织和批准的项目（包括现代远程教育项目）。

2）Ⅱ类学分

自学、发表论文、科研立项、单位组织的学术活动等其他形式的继续医学教育活动授予Ⅱ类学分。

3．学分授予标准

1）Ⅰ类学分计算方法

（1）参加国家级继续医学教育项目活动，参加者经考核合格，按 3 小时授予 1 学分；主讲人每小时授予 2 学分。每个项目所授学分数最多不超过 10 学分。

（2）参加省级继续医学教育项目活动，参加者经考核合格，按 6 小时授予 1 学分。主讲人每小时授予 1 学分。每个项目所授学分数最多不超过 10 学分。

（3）国家级远程继续医学教育项目和推广项目按课件的学时数每 3 小时授予 1 学分。每个项目所授学分数最多不超过 5 学分。

2）Ⅱ类学分计算方法

（1）凡自学与本学科专业有关的知识，应先定出自学计划，经本科室领导同意，写出综述，由所在单位继续医学教育主管部门授予学分。每2000字可授予1学分。由全国继续医学教育委员会或省、自治区、直辖市继续医学教育委员会制订或指定的杂志、音像、光盘等形式的有关四新的自学资料，学习后经考核，按委员会规定该资料的学分标准授予学分。此类学分每年最多不超过5学分。

（2）在刊物上发表论文和综述，按以下标准授予学分

国外刊物：

具有国际标准刊号（ISSN）；10～8学分

和国内统一刊号（CN）的刊物；6～4学分

省级刊物；5～3学分

地（市）级刊物；4～2学分

内部刊物；2～1学分

（3）科研项目

已批准的科研项目，在立项当年按以下标准授予学分：

课题类别、课题组成员排序（余类推）

1、2、3、4、5

国家级课题；10、9、8、7、6学分

省、部级课题；8、7、6、5、4学分

市、厅级课题；6、5、4、3、2学分

（4）出版医学著作，每编写1000字授予1学分。

（5）出国考察报告、国内专题调研报告，每3000字授予1学分。

（6）发表医学译文，每1500汉字授予1学分。

（7）单位组织的学术报告、专题讲座、技术操作示教、手术示范、新技术推广等，每次可授予主讲人2学分，授予参加者0.5学分。参加者全年所获得的该类学分最多不超过10学分。

（8）临床病理讨论会、多科室组织的案例讨论会、大查房，每次主讲人可授予1学分，参加者授予0.5学分。参加者全年所获得的该类学分最多不超过10学分。

（9）现代远程继续医学教育Ⅱ类学分授予的具体规定由各省医学教育网整理、

自治区、直辖市继续医学教育委员会制订。

2～8 项由单位继续教育主管部门负责审核后授予相应的学分。

3）凡经单位批准，到上一级医疗卫生单位进修（含出国培训）6 个月及以上人员，经考核合格者，视为完成当年的继续医学教育 25 学分。

4．学分登记和考核

1）项目主办单位授予相应项目类别的学分，学员所在单位负责登记。

2）省、自治区、直辖市继续医学教育委员会应统一印制和发放继续医学教育登记证或使用电子信息卡，内容包括项目编号、项目名称、举办日期、形式、认可部门、学分数、考核结果、签章等，由继续医学教育对象本人保管，作为参加继续医学教育活动的凭证。

3）各单位主管职能部门每年应将继续医学教育对象接受继续医学教育的基本情况和所获学分数登记，并作为年度考核的重要内容。继续医学教育合格作为卫生技术人员聘任、专业技术职务晋升和执业再注册的必备条件之一。

5．继续医学教育学分证书的发放和管理

1）国家级和省级继续医学教育项目学分证书分别由全国和省级继续医学教育委员会统一印制。指定社团组织应按全国继续医学教育委员会统一规定的样式印制学分证书。

2）远程继续医学教育项目 I 类学分证书，先由举办项目的远程教育机构提供学员参加学习的有关材料，经学员所在地的省级继续医学教育主管部门核实后发放相应的学分证书。

3）国家级继续医学教育项目和指定社团组织举办的由全国继续医学教育委员会统一公布的项目，应接受项目举办地省级继续医学教育委员会的监管。举办单位应在项目举办 2 周前将有关资料报项目举办地省级继续医学教育委员会备案。

4）凡弄虚作假、滥发证书、乱授予学分的单位，一经查实将视情节轻重分别给予批评、全国通报、1～3 年停办国家级和省级继续医学教育项目资格等处罚。

各省、自治区、直辖市继续医学教育委员会根据本办法制订：实施细则，对基层农村、边远贫困地区、特殊专业可根据实际情况规定。省级继续医学教育委员会制订的实施细则应向全国继续医学教育委员会备案。

2.5　继续医学教育的考核评估

2.5.1　继续医学教育的考核

不断完善继续医学教育规章制度，努力实现继续医学教育工作科学高效发展。各级卫生行政部门要制订严格的管理制度，定期对所属地区、所属医疗卫生单位进行检查监督，质量评估，强化激励机制。加快继续医学教育信息化管理步伐，多方筹资，构建多功能、高效率、方便适用的信息管理与传输体系，全面实施计算机网络管理，建立运行安全、便捷高效的继续医学教育数据管理中心，实时了解、掌握继续医学教育项目活动情况和继续医学教育对象学分完成情况。不断完善和严格执行继续医学教育考核、登记和评估制度，强化激励和约束机制。建立统计报告制度，提高宏观决策的科学性和主动性。适时对继续医学教育项目进行抽查，把卫生专业技术人员继续医学教育学分达标情况与执业医师注册、中级职称晋升报名考试和医师定期考核工作紧密结合起来，作为一项重要工作来抓。充分发挥继续医学教育委员会和学科专家组作用，对项目执行情况进行检查。对先进单位和先进个人予以表彰，对存在的问题及时纠正。把继续医学教育工作开展情况和计划目标完成情况纳入领导干部政绩考核和单位综合目标考核。

强化全员继续医学教育，健全终身教育学习体系。将继续医学教育合格作为医疗卫生人员岗位聘用和定期考核的重要依据，作为聘任专业技术职务或申报评定上一级资格的重要条件。以基层为重点，以岗位胜任能力为核心，围绕各类人才职业发展需求，分层分类制订继续医学教育指南，遴选开发优质教材，健全继续医学教育基地网络，开展有针对性的教育培训活动，强化规范管理。大力发展远程教育，支持建立以国家健康医疗开放大学为基础、中国健康医疗教育慕课联盟为支撑的健康教育培训云平台。

2.5.2　继续医学教育结果的评估

全国继续医学教育委员会和省级继续医学教育委员会定期对开展继续医学教育

情况进行检查评估。评估继续教育制度落实情况；活动内容应侧重新技术、新方法的培训；内容的实施按照继续医学教育单位年度计划、教学计划，编写教材，保证教学质量；按照公布的各级继续医学教育项目，组织培训与教学管理；每年底将继续教育工作总结和本年度举办的各级继续医学教育项目的执行情况汇总表、总结、教材等材料经上级管理部门报全国继续医学教育委员会和省级继续医学教育委员会。

2.5.3　继续医学教育的持续改进

随着经济社会的发展、疾病谱的变化、科学技术的进步、医学模式的转变和医药卫生体制改革的推进，人民群众对卫生技术人员的素质能力寄予新的期待，卫生技术人员对不断提高自身职业素质和专业水平的要求也越发迫切，加快继续医学教育改革发展步伐、完善终身教育体系、加强全体卫生技术人员的继续医学教育、提高卫生队伍整体素质，为维护和增进人民健康提供人才支撑，已成为巩固深化医改成果、加快卫生事业科学发展、建立基本医疗卫生制度和改善民生的一项十分重要而紧迫的任务，事关当前，惠及长远。

继续医学教育发展还存在不足，区域、城乡、医疗卫生机构、学科和不同层次人员之间，中西部地区、农村、基层、全科医学的教育培训相对薄弱，各地卫生行政部门应打破行政隶属关系和所有制界限，将村卫生室、非公立医疗机构等各级各类医疗卫生机构全部纳入继续医学教育实施范围，实行全行业属地化管理。各级各类医疗卫生机构均应根据自身的服务功能和人才队伍建设实际，制订中长期规划和年度实施计划，依据有关规定创造性地开展相应的继续医学教育，创建学习型组织，不断提高医疗卫生服务水平和服务质量，规范服务行为。各级卫生行政部门应将继续医学教育开展情况纳入医疗卫生机构管理监督与考核。

完善教育模式，持续改进培训内容的针对性、方式的适宜性、实施的协调性和结果的有效性；建立继续医学教育体系的持续稳定性的筹资机制，积极发挥财政投入的引导和激励作用，调动社会、医疗卫生机构、个人出资的积极性，建立健全多元化、可持续的医学教育经费保障机制和政府投入动态调整机制。根据财力、物价变动水平、培养成本等情况适时调整医学门类专业生均定额拨款标准、住院医师规范化培训补助标准，探索建立专科医师规范化培训补助机制，加大继续医学教育投入，合理确定医学门类专业学费标准，完善对贫困家庭医学生的资助政策。改革探索以培养质量、绩效评价为导向的经费拨款方式，提高资金使用效率。地方各级人民政府要按照规定落实投入责任，加大投入力度，中央财政予以适当补助。

强化追踪监测。建立健全追踪监测机制，制订部门分工方案和追踪监测方案，对实施进度和效果进行监测评估。实施常态化、经常化的督导考核机制，强化激励和问责。对各地在实施过程中好的做法和有效经验，要及时总结推广。

（王洪武　王彩生　高关心　刘淑君　周子雯）

第 3 章

医务人员医德医风教育

健康是人民的基本需求，是经济社会发展的基础。2018 年 8 月，国家卫生健康委员会、国家中医药管理局印发《关于坚持以人民健康为中心推动医疗服务高质量发展的意见》（国卫医发〔2018〕29 号），把"坚持以人民为中心的发展理念，以实施健康中国战略为主线，营造全社会尊医重卫的良好氛围，造就一支作风优良、技术精湛、道德高尚的医疗卫生队伍，发挥医务人员主力军作用，促进健康融入所有政策，实现人民共建共享"作为指导思想。

我们必须充分认识到，医务人员在健康中国建设中发挥主力军作用。如何充分调动并发挥医务人员积极性、主动性，推动医疗服务高质量发展，保障医疗安全，成为医疗卫生事业发展面临的重要课题。众所周知，医疗卫生行业具有服务对象广、工作负荷大、职业风险多、成才周期长、知识更新快的特点，培养一名优秀医务人员实属不易，不仅需要具备精湛的理论知识和医疗技术水平，更要具备良好的医德医风。本章要讨论的重点问题，是医院如何通过医德医风教育和培训活动，提升医务人员医德医风水平。

中华人民共和国卫生部（现国家卫生健康委员会）1988 年 12 月 15 日颁发的《医务人员医德规范及实施办法》（卫医字〔88〕第 40 号）对医德的定义如下：医德，即医务人员的职业道德，是医务人员应具备的思想品质，是医务人员与患者、社会及医务人员之间的关系的总和。医德规范是指导医务人员进行医疗活动的思想和行为准则。医风：就是整个医疗行业里医护应有的行业风气。

医德作为医疗卫生行业的行为规范，不是医务人员天生就有的，也是需要后天在不断的理论和实践中养成。在医学生进入医学院校的那一刻起，医德医风就是一门必修课程。医院的医德医风教育在一定程度上，是对医务人员在医学院接受医学教育的延续，是医院对在职医务人员的继续教育。

由此引申，医德医风教育就是围绕着规范医务人员的思想和行为准则，通过开展教育和培训的方式，促使医务人员形成良好的医德医风。

3.1　医德医风教育的时代价值

《医务人员医德规范及实施办法》要求医院要坚持对员工进行医德教育，加强医德医风建设，认真进行医德考核与评价，要求各医疗单位都必须把医德教育和医德医风建设作为目标管理的重要内容，作为衡量和评价一个单位工作好坏的重要标准。

在市场经济的潮流裹挟下，医院的管理体制、经费机制也在改变，部分医务人员的思想观念、价值取向、道德准则也在改变，传统的医德观念正经受着巨大变革的冲击而产生改变。医疗卫生行业仍然还存在一些突出的行风问题，如药品器材收回扣、开单提成现象时有发生，医务人员索要或收受患者、家属红包、礼品及接收宴请，服务意识淡薄，医疗服务中仍然存在"生、冷、硬、推"现象等。社会中爆出的个别医务人员职业道德滑坡、谋取不正当利益的案例不时触发着社会大众敏感的神经，严重地损害了医疗机构和医护人员的形象，破坏了医疗卫生行业风气，也影响着社会的稳定和团结，不利于社会主义精神文明建设。

医德医风的管理现状，让我们认识到加强医德医风建设，注重医德医风教育的紧迫性和重要性。要净化医疗卫生的行业风气，必须通过"建纠并举"的方式，常态化地开展医德医风教育、提高医务人员思想道德素质。

因此，在全面深入进行医疗卫生体制改革的大背景下，如何通过开展医德医风教育，向医务人员传播和渗透关于制度法规、职业道德、理想信念等相关内容，从思想转变达到规范行为，树立"以患者为中心"的服务理念，促进医疗机构医疗环境的改善，构建和谐的医患关系，具有重要的时代意义。这也是《加强公立医院党的建设》对医院思想政治工作提出的重要的命题之一。医院医德医风教育的时代价值也正体现在这里。

下面，我们从医德医风教育所涉及的三方主体：医务人员、医院与社会，分别来谈谈医德医风教育的时代价值。

3.1.1　医德医风教育对员工的价值

医德医风是从事医疗医师行业人员的必备素质。只有具备良好医德医风的医者，才能以坚定的理想信念投身医疗卫生事业，全心全意为患者健康服务，赢得患者和社会的尊重，实现医务人员的社会价值。

1．有助于提高医务人员自身医德修养，树立良好职业道德

从传统的"大医精诚"到新时期"敬佑生命　救死扶伤　甘于奉献　大爱无疆"的医疗卫生职业精神，通过医德医风教育，能极大地激发医务人员内心的使命感和责任感，感染和激励医务人员秉持"以患者为中心"的医者初心，怀着悲天悯人的医者情怀，形成源源不断地为患者、为医疗卫生事业奉献的强大精神动力。促使医务人员自身以高尚的医德标准来要求自己，不断提升自己道德修养，提升自身人文执业能力，精益求精提升技术水平，为病患解除痛苦，培育高尚的医德医风，树立良好的职业道德。促使医务人员"维护职业荣耀与尊严，保持良好执业状态"，把职业谋生手段升华为职业信仰，赢得社会尊重，提升医师形象，为自身职业的发展奠定更加坚实的思想基础。

2．有助于医务人员规范医疗行为，减少医疗纠纷和医患冲突

医德医风教育能够促进医务人员明确行为底线，增强自我约束力，在医疗活动中严格遵循临床诊疗和技术规范，使用适宜诊疗技术和药物，因病施治，合理医疗，规范行医。有助于从思想和技术操作层面规范医师行为，能有效规避医疗行为中医疗技术差错、不合理用药、不合理收费以及服务态度差、缺乏人文关怀等行风建设和医德医风管理问题，能有效地减少与患者的摩擦和冲突，减少医疗纠纷和投诉、医患冲突等，赢得患者和社会的信任。

3．为自身职业发展营造良好的社会环境，实现医务人员职业价值

从目前行风建设和医德医风的管理现状来看，还存在一些突出的问题，如吃回扣、拿红包、礼品，接受宴请，或利用工作之便谋取私利，收受药品、医用设备、医用耗材等生产、经营企业或经销人员给予的财物、回扣以及其他不正当利，以及服务意识淡薄，医患沟通态度差，态度"冷淡、生硬"等。

强化对医德医风、职业道德建设的教育引导，将医德医风要求牢固深入到医务人员心中，能够净化医疗机构生态环境，形成廉洁行医、风清气正的工作氛围，让

医务人员能够不受身边不良思想的侵袭、安心的从事医疗活动，为医务人员提供一个良好的工作氛围和环境，为个人职业发展创造良好的内部环境。

医德医风教育能促使部分思想滑坡的医务人员及时转变不良思想及行为，逐渐消除社会中给医务人员、医疗机构带来负面影响的行业不正之风。从而在社会上塑造"医术精湛、医德高尚、医风严谨"的行业风范。有助于提高全社会对医务人员的职业认同感，营造全社会尊医重卫的良好社会环境，帮助实现医务人员职业价值。

3.1.2 医德医风教育对医院的价值

良好的医德医风是医院管理水平的重要体现，是把握医院性质和办院方向的根本。医德医风教育能够规范医德医风建设的相关制度和要求，增强医院对员工的约束力，提升现代医院管理水平，推进医院文化建设，为医院高质量发展创造良好的环境。

1. 提高医院医疗服务质量和效率，保障医疗安全

通过医德医风教育各种活动的开展，起到舆论引导的作用。医疗质量的好坏取决于医务人员的技术水平和服务态度两方面因素，更多时候，服务态度的好坏起到更为关键的影响因素。如果医务人员缺乏同情心和责任心，敷衍塞责，就容易出现差错；如果医院教育培训中能够倡导和鼓励医务人员重视医学人文、医患沟通等正能量的力量，引导医务人员"对患者像亲人"，那么医务人员在教育引导下就会以更加强烈的责任心和使命感，关心体贴患者，耐心仔细检查，想患者之所想，急患者之所急，严格遵循临床诊疗和技术规范，更加严谨规范地进行诊疗工作，刻骨钻研、爱岗敬业，以高度的责任心、耐心、细心投入本职工作，从而提升医疗服务质量和效率，尽量减少医疗技术差错，保障医疗安全。

进而，患者在得到医务人员精心的诊治、周到的护理的同时，也会对医院的整体医疗服务质量和效率表示认可，影响患者的心理状态，更加积极地配合治疗，对疾病的转归产生密切的影响，更有利于促进医疗质量安全，挽回患者生命健康。

2. 引导医务人员遵守各项制度规范，提升现代医院管理水平

没有规矩不成方圆，医德医风教育中必不可少的要对医务人员的思想和行为准

则进行约束，贯彻落实国家政策、法律法规的相关工作要求，以及严格遵守医院的各项规章制度，保障在符合相关制度要求的基础上开展医疗活动。

对医务人员开展行风建设与医德医风相关政策与制度、法律法规等教育培训，能进一步明确行风建设和医德医风管理在医院建设中的重要地位，使医疗机构从业人员了解相关的考核标准和奖惩措施，在医疗服务实践中知道"有所为有所不为"，加强自身建设以形成良好的医德医风、行业风气；能明确相关管理、监督人员的岗位职责，增强约束力；能健全行风和医德医风监督管理机制，使行风建设和医德医风管理制度在落实中能更标准化、规范化、合理化和统一化。

医德医风教育引导医院人员遵守医院的各项规章制度，增强对医院管理的依从性，可以使管理具有权威性、有效性和科学性，是医院坚持正确的办院方向，使各项工作有法可依、有章可循的可靠保证。这也是贯彻落实国务院办公厅 2018 年印发的《关于建立现代医院管理制度的指导意见》、不断提升医院现代化管理水平的重要举措。

3. 推进医院精神文明建设，凝练形成优秀的医院文化

医院文化是医院发展的内在精神力量，在医院的发展历程中有着至关重要的作用。医院文化是发展的引领，在国务院办公厅关于推动公立医院高质量发展的意见（国办发〔2021〕18 号）提出要建设特色鲜明的医院文化。

医德医风是医院文化建设的核心和灵魂，也是社会主义精神文明建设的重要内容。在医德医风教育中，融入医院历史、文化特色和名医大家学术思想、高尚医德，提炼医院院训、愿景、使命，成为凝聚支撑医院高质量发展的精神力量。弘扬的伟大抗疫精神和崇高职业精神，能够有效激发医务人员对工作极端负责、对人民极端热忱、对技术精益求精的不竭动力，唱响大医精诚、医者仁心主旋律，以充满人文关怀的医疗服务赢得患者、社会的信任和尊重。

树立正确的办院理念，弘扬"敬佑生命、救死扶伤、甘于奉献、大爱无疆"的职业精神。恪守服务宗旨，增强服务意识，提高服务质量，全心全意为人民健康服务。推进医院精神文明建设，开展社会主义核心价值观教育，促进形成良好医德医风。关心爱护医务人员身心健康，尊重医务人员劳动成果和辛勤付出，增强医务人员职业荣誉感。建设医术精湛、医德高尚、医风严谨的医务人员队伍，塑造行业清风正气。

3.1.3 医德医风教育培训对社会的价值

随着中国特色社会主义进入新时代，社会主要矛盾转化为人民日益增长的美好生活需要和不平衡不充分的发展之间的矛盾，人民的健康需求也随之发生变化。党的十九大明确提出实施健康中国战略，完善国民健康政策，为人民群众提供全方位全周期健康服务，以满足人民多层次、多元化的健康需求。医疗卫生事业迎来高质量发展的需求阶段。

在当今全媒体时代，医疗卫生事业作为与人民群众息息相关的民生行业，医务人员的一举一动都受到社会的广泛关注，如果因为个别医务人员放松对自身的要求，出现医疗相关的负面新闻，医院的口碑和形象将会受到很大的影响，医院会成为媒体舆论的焦点。

如果医院管理和医德医风教育不到位，对医务人员的医德要求不严格，那么其不良医疗行为和服务态度就会全完暴露在媒体下和社会中，对涉事医院和个人甚至医疗卫生行业都造成严重的不良影响。

加强医院医德医风教育，能引导医务人员坚守纯粹医者信念，尊重医学科学规律，遵守医学伦理道德，遵循临床诊疗技术规范，为人民群众提供安全、适宜、优质、高效的医疗卫生服务，有效的防范和化解医疗不良事件和医疗纠纷，减少对医院形象的损害，让医院把握住高质量发展的机遇，为医院的发展营造良好的舆论氛围和社会环境。有助于构建和谐的医患关系，营造尊医重卫的社会环境，为医院高质量发展营造良好的医疗行业环境。

3.2 医德医风教育培训的组织实施

提高医务人员思想道德素质作为一项长期的任务，为使医德医风教育培训落实到位，更具有针对性、系统性，避免生搬硬套、应付了事，必须遵循医德医风的教育原则，明确医德医风教育的主要内容，开辟多种渠道，采取多种方法，对医务人员进行有组织、有目的、有计划的一系列道德教育培训活动，把医德医风教育渗透到医院管理与服务的各项工作中。

3.2.1　医德医风教育的原则

医德医风教育既不同于专业技术培训，也有异于通常所讲的政治学习，同时与提升职业素养也有一定的区别。因此，医德医风教育必须遵循符合其自身教育规律的原则。一般来说，医德医风的教育原则主要有：理论与实践相统一的原则；感化与疏导相结合的原则和综合性原则。

1. 理论与实践相统一

医德具有强烈的实践性，为适应实践需要而产生，反过来又为实践服务。所以要求医德医风教育必须以正面教育为主，将医德理论知识与医疗服务实际需要紧密结合，坚持知行统一，注重教育实效。一方面是在进行医德医风教育时，一定要结合当时的实际情况有的放矢地警醒，即结合现实的工作实际、医院的实际问题和医务人员的思想实际，切勿教条、机械地选择教育内容和方法。另一方面是在医德医风教育中，要注重引导医务人员把道德认识转化为道德行为，认识到具有良好医德对顺利开展医疗服务的有利之处，使他们真正成为言行一致的人。医德教育的目标不是只把道德词句背得烂熟和熟记在心，而是要培养真正掌握了医德知识并在实际中践行医德的医务人员。

2. 感化与疏导相结合

加里宁指出："教育是对于受教育者心理上所施行的一种确定的，有目的的和有系统的感化作用。以便在受教育者的身心上，养成教育者所希望的品质。"据此，医德教育也是离不开这一教育原则的。仅仅用漂亮的宣传或单纯的鼓动，就想把一些医德意识、思维生硬地栽植到医务人员的脑筋里，不会取得好的效果，尤其医院的医德教育面对的都是思维已处于成熟期的医务人员。我们提供的教育活动经验表明，有说服力的医德教育，不在于医院领导的"大喊大叫"，而是在于各级领导、老师、前辈言传身教的潜移默化，这种感化教育的作用，在医德教育中是不应被忽视的。

在感化的同时，要积极引入疏通和引导，即教育者在对被教育者施加影响时，要坚持正面引导为主，重在以理服人、启发诱导。因为道德不同于法律那样能够依靠强制的力量来维持，而主要是依靠人们内心的信念和社会的舆论起作用。所以医德教育不可以强制和批评为主要手段，以免引起医务人员的对立情绪，导致教育的失败。而是要启发医务人员自觉地遵守医德原则和规范，使其感悟到高尚医德对于自身、对于服务对象的魅力所在，从而心悦诚服地接受医德教育。

3．分工与配合相协调

医德教育不能孤立地进行，而应该把医德教育与思想政治工作和业务管理工作有机地结合起来，进行"综合性"治理。一方面是医德教育要与医院管理相结合，与健全规章制度相结合，与监督奖惩相结合，以有助于推进教育取得较好的效果。另一方面是医德医风教育的综合性原则，就体现在实施教育主体并非单一部门，而是多个部门的协调配合，医院各业务管理部门都有在职责范围内开展教育工作的职能。医院行风建设办公室作为医德医风教育的牵头部门，发挥组织、协调作用，负责制订教育活动方案，督促、配合相关部门开展教育工作。如医院的党委办公室通过政治学习、支部建设活动开展系统的医德医风理论学习和教育；宣传中心开辟多种渠道、采取多样形式宣传先进典型；纪委、监察部门结合典型案件开展警示教育；工会、团委将医德医风教育内容渗透到职工、青年群体文化活动中；人力资源部、医务部将医德医风、职业道德教育纳入新员工、进修医师的岗前培训等。形成医德医风教育由主要部门牵头，各部门履责，分工合作的局面，通过各种有效的学习、宣传、教育和培训活动，使行业作风、医德医风的宣传教育工作经常化、多样化、系统化。

3.2.2　医德医风教育的内容

教育是医德医风管理和实践活动的重要组成部分。有专家指出，医德教育的内容涉及方方面面，概括起来主要包括世界观、人生观和价值观教育，奉献精神、敬业精神、服务意识、医德原则、职业纪律教育等。为了更加具体直观地理解，我们根据多年的行风建设和医德医风管理经验，将行风建设和医德教育的内容提炼浓缩为"守规矩、重修养、爱患者"三方面九个字的教育方向，具体包括三类教育内容。

1. 守规矩，牢记必须遵守的行为规范和行业纪律

为加强卫生系统社会主义精神文明建设，提高医务人员的职业道德素质，改善和提高医疗服务质量，全心全意为人民服务，我国原卫生部（现国家卫生健康委员会）于 1988 年制订并颁布了《医务人员医德规范及实施办法》。其中医德规范七条内容，是医德医风管理中教育医务人员需遵守的最基本的医德规范。

2012 年 6 月 26 日，由原卫生部（现国家卫生健康委员会）、国家食品药品监管局、国家中医药管理局联合印发了《医疗机构从业人员行为规范》（以下简称"行为规范"），将医疗机构从业人员分为管理人员、医师、护士、药学技术、医技人员、其他人员六类，规定了医疗机构从业人员基本行为规范和各类人员行为规范。"行为规范"结合医疗卫生改革发展新形势性要求和人民群众新期待新希望，整合、细化了有关医疗卫生法律法规、规章制度中对医疗机构从业人员的要求和规定，对于进一步规范医疗服务行为，提高医疗服务水平，改进医疗服务质量，解决医疗服务中群众反映强烈的突出问题，都具有十分重要的意义。配合"行为规范"的颁布，原卫生部（现国家卫生健康委员会）政策法规司编印、人民卫生出版社出版的《医疗机构从业人员行为规范》一书，对行为规范中涵盖的政治思想、业务技术、职业道德素质以及在执业中必须懂得和掌握的执业法律知识进行了详解和论述，为各医疗机构开展医德医风建设提供了更为翔实、具体的内容和培训教材。

2013 年 12 月 26 日，针对医疗卫生方面群众反映强烈的突出问题，国家卫生计划生育委员会、国家中医药管理局制订了《加强医疗卫生行风建设"九不准"》（以下简称"九不准"）。卫计委同时发出通知，将执行"九不准"的情况列入医疗卫生机构以及人员年度考核、医德考评和医师定期考核的重要内容，作为职称晋升、评优评先的重要依据。"九不准"颁布当日，国家卫计委召开全国树医药行业新风、深入贯彻"九不准"电视电话会议，国家卫生计划生育委员会主任、党组书记李斌在讲话中指出："九不准"体现了从严要求，从医疗卫生行业实际出发，针对性和可操作性都很强，内容规定非常明确、具体，态度鲜明，对全行业一律同等要求，不留死角，不搞特殊化，目的就是要正确约束和引导医疗服务行为，不断增

强医疗卫生人员的遵纪守法意识、廉洁从医意识。"九不准"的颁布，为医疗卫生行业作风树立了标杆、规定了底线，更是行风建设和医德医风教育必需的重要内容。

2. 重修养，帮助医务人员提升人文医学执业技能

修养是一个含义广泛的概念，简言之是指"修身养性"之道，也包含逐渐养成有涵养的待人处事的态度和言行等。医德修养是医务人员在医德方面通过勤勉学习、努力修炼、在医疗实践过程中所达到的涵养境界和水平，是一个需要不断改造、提升、更新和完善自己的过程。从一个医务工作者的成长来看，医德修养应该始终贯穿于其在校教育、毕业后教育和终身继续教育三个阶段。但现实情况是，我们的医学教育阶段和在医院从业阶段，更多重视的是医学科学知识的学习和掌握，而容易忽视医学人文素养的培育，导致很多医务人员在与患者交流、体会患者疾苦、给予人文关怀、满足心理需求方面的能力不足。

现代科学和社会的发展确实给医学发展带来了很大进步，但同时也带来了不少困惑和问题。突出变化集中体现在"见病不见人"的医疗服务与患者的需求渐行渐远、就医需求增大与医务人员压力过大带来的职业倦怠、医院重经济效益轻人性化管理等方面。追根溯源，这些变化的根本原因是人文精神的缺失，对医学人文宗旨的背离。这些变化极易导致医学本来应有的生命温度变得冷漠，使得本应充满爱和同情的医院失去了温存，患者对医务人员在一定程度上以质疑取代了信任。医学的本质和现实存在的问题，都在呼唤——医学必须回归人文。我们深深体会到，提高医疗卫生队伍的人文素质迫在眉睫。只有医务人员自己是一个人性丰满的人，他才可能把患者看作一个人而不只是疾病的载体，才能真正关爱患者。

人文素养不是天生造就的，要靠后天教育养成。提升医务人员的人文素质，就要通过医德教育，把人文医学执业技能培训作为工作重点。人文医学执业技能的培训，是医学专业知识与技能之外需具备的能力，主要包括正确科学的价值观、职业化的服务态度、文明的服务礼仪、与人沟通的能力、医疗工作的管理能力、医疗团队的合作精神，以及心理适应能力等。在医德教育中，将医德修养、人文素质培育作为主要内容，有助于医务人员感悟医学使命、丰满自身人性、丰富社会经验、与患者同心共情，从而更好地为患者服务。这些能力强弱不仅关系到医务人员个人的发展，更关系到患者的治疗效果及医院的经营与发展。

3. 爱患者，弘扬传统医学和现代医学职业精神

近年来，医疗职业信任危机、医患关系紧张等社会问题的凸显，使得医疗卫生行业的职业精神成为学术界、医疗界热烈讨论的话题。希波克拉底誓言提出，"我愿在我的判断力所及的范围内，尽我的能力，遵守为患者谋利益的道德原则，并杜绝一切堕落及害人的行为。"我国历代医家也主张"大医精诚"，医者"博施济众""非仁爱之士不可托也"这些都揭示了医学的灵魂和价值诉求，体现了医务人员要心存仁爱之心，应该同情、尊重和爱护患者。所以说，爱患者是医德教育永远的主题，全心全意为人民健康服务是医学职业精神的目标追求。

"为人民服务"是社会主义道德建设的核心，"为人民健康服务"是医学伦理学的核心原则。社会主义核心价值体系对医学职业精神的理论指导和主导引领作用，表现在诸多方面。探究其目标而言，最主要地表现在"全心全意为人民身心健康服务"社会主义医德基本原则。医学职业精神中"有利、公正、自主、不伤害"四原则，都是居于为人民健康服务这一核心原则的统领之下。所以，医务人员的所有医疗行为，都必须是以患者的身心健康为目标。这一职业精神追求，对医务人员坚持"以患者为中心"、爱人知人、建立和谐的医患关系、选择正确的医德行为，无疑是一种促进和积极影响。

中国医师协会于 2005 年 5 月 22 日加入了推行"新世纪医师职业精神——医师宣言"活动，并向全国医师发出了"学习新世纪医师职业精神——医师宣言"的倡议。希望《医师宣言》所倡导的三项基本原则和十条职业责任成为每个医务人员对生命意义和职业价值的终身追求和心灵深处价值取向的行为"戒尺"。《医师宣言》的三项基本原则和十条职业责任，为当代医务人员提出了 21 世纪医学职业道德的行为规范和行为准则。其中不论是强调患者利益第一，要尊重患者自主权，还要求公平对待每一个患者，这三项基本原则都是"爱患者"的具体体现。信任是医患关系的核心，医务人员爱岗敬业，恪尽职守，无私奉献，心甘情愿为患者服务，将"爱患者"体现在医疗服务的点点滴滴，这些都是建立医患信任关系的基础。弘扬医学职业精神，教育和引导医务人员具有"爱患者"情怀并付诸医学实践，正是医德教育的主要内容。

3.2.3 医德医风教育的方法

医德医风教育是一项系统工程，医德医风教育的内容必须通过一定的教育方法内化为医务人员的自觉行动，并深深根植于医务人员的内心。而这需要行之有效并深受医务人员认同的教育方法。一般来说，可有效应用的医德医风教育方法有理论教育法、实践教育法、典型教育法和案例教育法等。

1．理论教育法

理论教育是指对医务人员进行医院行风建设和医德医风管理的相关概念、内涵、功能与作用的要求。通过理论教育引导医务人员对医院进行行风建设和医德医风管理产生高度的重视并融入自己的医疗行为中。理论教育要联系行风建设和医德医风现状实际，做到有针对性地学以致用。理论教育要紧密联系医疗改革和医疗服务的实践，紧密联系行风建设和医德医风面临的新形势、新任务，紧密联系医院、科室的实际和医务人员的现实表现，从不同专业、不同岗位、不同层次的对象出发，确定不同的学习目标、学习要求和学习方法，做到形式多样，生动活泼。

2．实践教育法

实践教育法就是指以亲身参加实践活动的方式达到教育的目的。其实质是身临其境地参与其中进行体验和感受。比如，可以组织医务人员进行"角色扮演"的方式让自己以一名患者或家属的身份体验医院的服务，或者安排管理人员到医院的关键服务环节如导诊、入院、出院以及药房窗口等进行现场观摩与体验。

3．典型教育法

典型教育法又叫示范教育法，是通过树立医院行风建设和医德医风的先进典型，教育医务人员树立良好医德医风和增强执业自律性的方法。典型教育法可以将抽象的说理变成通过活生生的典型人物或事件来进行教育，从而激发广大医务人员在思想上情感上形成共鸣，起到典型引路和榜样示范的作用。

4. 案例教育法

案例教育法是将医务人员引入一个特定的真实情境中，通过医务人员、管理人员甚至有患者及家属参与的情境下，通过共同研讨，深入剖析，本着批判反思或学习借鉴的原则，分析和解决行风建设与医德医风管理中存在的问题，最终帮助医务人员将行风建设和医德医风管理的理论知识转化为能够在实践中具体应用的能力。

3.2.4　医德医风教育的实践活动

医院医德医风教育最终必须通过特定的载体——医德医风教育的实践活动体现出来。医德医风教育的实践活动就是将医德医风的教育原则、内容和教育方法有机地融合起来，从管理层的角度来说既有系统性又有实效性，从医务人员来说既有参与性又有教育性，尤其是让在一线直接接触患者的医务人员感觉到医德医风教育活动直接有助于提升他们与患者的和谐度，有助于诊疗质量和服务质量的提升。在此，重点介绍近年来西安交通大学第一附属医院几个有影响的教育实践活动案例。

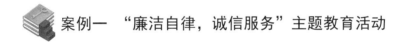 **案例一　"廉洁自律，诚信服务"主题教育活动**

遵纪守法、廉洁自律，是医院行风建设和医德医风管理的重要主题。医院采取多项举措开展医务人员廉洁行医和诚信服务教育。一是强化日常宣传，在医院门诊、住院部等醒目位置悬挂宣传横幅和标语；制作"医药代表禁止入内"警示牌，警示医务人员行为规范；设计制作"廉洁行医"专题网页，营造宣传氛围。二是多部门合作以综合教育方法开展主题教育活动，使医务人员进一步了解当前卫生行业纠正行业不正之风工作的形势，增强廉洁行医、规范执业的法律意识，培养医务人员自觉加强医德医风建设的思想认识，提高广大医务人员从事医疗工作的责任感和使命感。

西安交通大学第一附属医院

"廉洁自律，诚信服务"主题教育月活动方案

为了进一步落实医院党风廉政建设和行风建设目标任务，在全院职工中强化廉政、勤政和遵纪守法意识，提高廉洁自律、诚信服务的自觉性，获取优质的社会效益，促进医院各项事业又好又快地发展。结合学习实践科学发展观的具体要求和实际情况，决定在全院职工中开展"廉洁自律，诚信服务"主题教育月活动。具体安排如下：

一、指导思想

在全院职工中开展"廉洁自律，诚信服务"主题教育月活动，是深入开展学习实践科学发展观的重要组成部分，是反腐倡廉的一项基础性的工作，也是医院文化建设的具体措施。活动以科学发展观为指导，从关心、爱护、保护干部、群众出发，通过加强舆论宣传和思想教育，特别是运用先进典型开展示范教育和利用反面典型进行警示教育，在提高认识的基础上，实现全院职工思想统一、行为规范、素质提高、廉洁自律、诚信服务的目的。

二、参加对象

全院职工

三、活动时间

6～8 月

四、活动内容

围绕一个主题——廉洁自律、诚信服务；观看六部教育片——《医德医风警示录》《人民的好医师——张应天》《净化领导干部生活圈》《秉公用权、廉洁从政警示录》《重点领域防治腐败警示录》《慎独慎微警示录》；开展"六个一"活动——一次专题讲座，一次外出参观，一次廉政党课，一场大讨论，一次知识答卷、一次案例分析。

具体活动内容

1. 院纪委组织中层以上领导干部观看教育片《净化领导干部生活圈》《秉公用权、廉洁从政警示录》；各行政后勤管理部门组织职工观看《重点领域防治腐败警示录》《慎独慎微警示录》；各临床科室组织观看《医德医风警示录》和《人民的好医师》，做好学习观看讨论记录。

2. 邀请熟悉医疗行业的院外专家或院领导，面向各科室主任、党团支部书记、护士长、医疗业务骨干做一场廉洁行医专题讲座。

3. 组织各科室主任、党支部书记和护士长以及重点部门负责人参观陕西省监狱，开展警示教育活动。

4. 由院领导为党员干部上一堂廉政党课，引导党员干部争做廉洁自律的模范。

5. 邀请院外专家，结合反商业贿赂的典型案例为全院中层以上干部做一次案例分析，进行警示教育。

6. 在学习教育的基础上，以科室为单位开展"廉洁自律、从我做起；诚信服务、从小做起"的讨论，撰写关于对廉洁自律、诚信服务的学习心得体会。由各科室推荐一批优秀作品在院报、网站上刊登。

7. 以廉洁自律法律法规、诚信服务文化建设、构建和谐医患关系等为主要内容，设计知识问卷，发放各科室组织答题竞赛活动。

五、活动要求

1. 主题教育活动要与学习实践科学发展观有机结合，与医院"创佳评差"竞赛、精神文明建设活动相结合，加强领导，注重实效，有计划有步骤分层次实施。

2. 各单位要认真组织，突出重点，结合实际，创造性地开展工作，形成良好的宣传教育学习环境。切实履行"一岗双责"的责任，做到"一把手"亲自抓、负总责，各单位行政领导和党支部书记要密切配合，积极履行职责，共同组织实施，合理安排，确保活动顺利开展。同时，各单位领导干部要以身作则、带头学习，积极撰写学习心得体会。

3. 要注重宣传，营造良好舆论氛围。在主题教育活动中，要充分利用医院网站、报刊、宣传栏等多种媒介，及时做好宣传工作。

4. 主题教育月活动结束后，各单位要将主题教育活动书面总结以及优秀的学习心得体会报医院监审工作部（行风建设办公室）。监审工作部要密切关注各单位参与和开展教育活动的情况，并对全院的教育活动进行书面总结。

结合主题教育活动，向全院医务人员发出倡议书。

诚信服务廉洁行医倡议书

各位同道：

你们好！我国经济的飞速发展，不仅增加了市场的繁荣昌盛，也给各个行业带来了严峻的挑战。医药界为了促销药品挑起的"回扣"事端，像凛冽寒风侵蚀着一些医务人员的肌肤，患者为了获得医师关注而送给的"红包"礼品，如同麻醉药品麻痹了少数医师救死扶伤的神经。同道啊，你是否还记得行医之初的宣誓：我志愿献身医学，热爱祖国，忠于人民，恪守医德，尊师守纪……忙碌的工作生活不应该是我们淡忘誓言的理由，"红包"和"回扣"更不应该成为我们挡不住的诋毁整个医疗行业形象和声誉的诱惑。

为了维护我们医务工作者的良好形象，为了保障我们医务工作者的尊严，为了构建和谐的医患关系，为了坚持我们的誓言，我们倡议。

1. 根据患者病情，规范开药，合理检查，不开大处方，不做不必要的检查，努力减轻患者医药费用负担。

2. 关注患者需求，加强沟通与交流，提倡互相尊重、互相信任、互相理解、互相帮助，共筑和谐医患关系。

3. 婉拒患者及其亲友馈赠的"红包"、物品，无法拒绝时，应在规定时间内交有关部门。

4. 提倡奋发进取，钻研医术，精益求精，廉洁行医。不以任何形式接收各种回扣，不私自购销和违规使用药品、器械和卫生耗材，不私自统计和向外提供药品、试剂或其他物资使用情况的信息。

让我们行动起来吧，为了我们的尊严和誓言！

西安交通大学第一附属医院全体医务工作者

"廉洁自律、诚信服务"主题教育活动，结合了医院实际情况和形势需要，这些实在、有益、有效的教育活动，较为有力地倡导廉洁、诚信地为人民群众提供医疗服务，提高医务人员反腐倡廉意识。各临床科室组织医务人员观看《医德医风警示录》和《人民的好医师》两部正反典型的教育片，医德医风教育主管部门跟踪了解科室、党支部组织观看情况，对没有及时开展教育的单位给予提醒，保证各科都能组织医务人员受教育。同时，各科室组织开展了"廉洁自律、从我做起、诚信服务、从小做起"的讨论。医务人员积极参与专题征文投稿、评选活动，"诚信服务、廉洁行医"专题教育网站的开辟，为教育重点的实施搭建起宣传平台。全院 3000 名职工参与了知识答卷，涵盖廉洁自律法律法规、诚信服务文化、构建和谐医患关系三方面内容。通过以上系列教育活动，医院上下、科室之间、医务人员中拒绝吃请、拒收"红包"退还"红包"现象蔚然成风，营造了稳定和谐、风清气正的医疗环境。

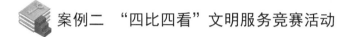

案例二　"四比四看"文明服务竞赛活动

随着医疗服务体系的构建，人民群众医疗服务需求日益增长，既关注医疗质量，也更加关注文明服务。面对医改新形势，谁赢得了服务，谁就赢得了广阔的发展空间。如何适应新变化，为广大群众提供温馨、便捷、高效、安全的医疗服务，是医院行风建设和医德医风管理的重要内容。医院行风建设要以抓服务为落脚点，扭转"重技术轻服务"的思想意识，突显文明服务对促进科室发展、提升医院品牌形象的重要意义。

开展"四比四看"文明服务竞赛活动，主体是医院临床、医技和窗口部门，即直接为患者服务的一线部门。教育活动由党委牵头，以党支部为单位，各党支部书记作为主要负责人，带领支委共同组织本支部的党员和本支部所在科室的全体职工，开展文明服务的教育、培训和竞赛等系列工作。在活动中，不仅突出教育作用，同时紧密围绕活动内容和要重点解决的问题开展工作，将学习教育和查找、解决问题有机结合。让每个员工都知道文明服务具体要"比什么看什么"，要解决的重点问题有哪些；分析本支部、科室服务现状时，要对照查找是否存在这些问题，有多少人具体存在什么问题；以"比看活动"的内容和重点解决的问题为依据，开展实际有效的工作。

开展"四比四看"文明服务竞赛活动，以达到深化"以患者为中心"服务理念，持续提升科室和职工的文明服务水平为目的。这项工作作为院党委在服务文化建设方面的重点工作，也是各党支部、各科室进行自我教育、自我改进、自我提高的重要活动，更是有力促进医院等级医院复审的一项重要工作。规范服务，提高质量，持续改善服务形象，努力打造良好的服务文化品牌，是医院行风建设和医德医风教育的重点。

西安交通大学第一附属医院
"四比四看"文明服务竞赛活动实施方案

一、活动时间

5—12 月

二、活动内容

主要为"四比四看",内容包括比服务语言,看服务态度是否和蔼;比服务行为,看着装举止是否规范;比服务沟通,看医患关系是否和谐;比服务质量,看服务对象是否满意。加强"以患者为中心"的服务文化建设,增强医务人员树立"患者第一、质量第一、服务第一"的医院价值观,以实际行动为患者提供文明优质的医疗服务,努力塑造我院良好的服务品牌。

三、活动范围

科主任、党支部书记负责,护士长协助,全院各临床、医技科室和窗口单位系列开展文明行医、文明窗口服务竞赛活动。

四、重点解决的问题

1. 认真纠正服务行为不规范、服务用语不文明、首问负责制落实不到位和"生、冷、硬、顶、推"现象;

2. 有效克服群众感情淡薄、漠视患者利益、不关心患者疾苦、工作缺乏责任心和紧迫感、拈轻怕重、推诿扯皮现象,切实纠正对服务对象缺乏热情,甚至变相拒诊拒治、过度诊疗的问题;

3. 贯彻"以患者为中心"的服务理念,对每一项具体工作存在不到位、不适应的情况进行反思,克服个别同行之间不能互尊互助、团结协作的现象,切实解决科室内部、科室、部门之间沟通、理解、协调不到位、人文关怀不细腻、工作方法偏简单的问题。

五、实施步骤

（一）宣传动员阶段（5月）

1. 五月上旬，院党委组织会议，动员部署开展"四比四看"文明服务竞赛活动。

2. 各党支部、科室应成立实施小组，制订实施方案，细化工作措施。

3. 各党支部组织全科党员、职工进行宣传动员，引导广大职工充分认识开展文明服务竞赛活动的重要意义，初步分析服务现状，提出"四比四看"的活动主题和竞赛要求，使文明服务竞赛活动人人知晓，增强职工参与活动的积极性和主动性。

4. 利用医院网站、宣传栏等平台开辟文明服务竞赛活动宣传专栏，跟踪报道、宣传活动进展。在院内悬挂横幅营造服务文化氛围。

（二）组织实施阶段（5月下旬—10月）

1. 学习教育

（1）医院组织文明服务专题讲座，对各科室党支部书记、科主任、护士长等管理人员以及业务骨干等关键人员进行服务文化培训。由党支部书记对本科党员、职工进行服务文化培训（5月）。

（2）竞赛活动办公室给各党支部、科室配发学习资料——《西安交通大学医学院第一附属医院服务规范文明用语指导手册》《文明服务礼仪学习光盘》《陕西省医务人员职业道德100题》等，各党支部结合本部门特点，采取集中学习和主题活动相结合的方式，抓好学习、培训等教育活动（5月）。

学习形式：集体学习和个人学习相结合，具体学习时间各党支部根据实际情况确定，每双周必须保证一个小时的集体学习时间，并有翔实记录。

学习要求：党支部所在科室所有职工均能熟悉医德规范、尊重和维护患者权益、医务人员权利义务及职业规则的内容，能够熟记并在工作中主动使用文明用语。要求五月底各党支部检测职工学习情况，人人达标。

（3）在学习教育活动中，党支部、科室要掌握党员、职工文明服务行为状况，对不能在工作中文明、礼貌对待患者和服务对象的职工进行一对一教育，做思想工作，提出明确要求，督促其改进（5月）。

（4）组织职业道德知识答卷和知识竞赛活动。竞赛活动办公室围绕陕西省医务人员职业道德100题、文明服务礼仪知识、我院《服务规范文明用语指导手册》等主要内容编制知识答卷，各党支部组织党员、职工参与答题。以党支部为单位组织开展"文明服务知识竞赛"主题党日活动（9—10 月）。

2. 排查调研（5 月）

（1）积极开展调研，征集群众意见。各科室要加强调研，摸清本部门行风建设、服务现状，了解服务对象对本部门（科室）、医院工作的意见建议，建立、完善本科室文明服务意见记录处理本。通过召开座谈会、满意度调查等多种方式，主动征询患者意见建议，找准患者感到不方便、不放心、不满意的主要问题。

（2）搞好排查梳理。各部门要根据调研情况和群众反映，对照"四比四看"的内容和重点解决的问题，找出自我差距和不足，分析原因，有针对性地研究、制订整改措施。

3. 整改提高（6—10 月）

（1）各部门要针对存在的突出问题实施整改，限定整改时限，落实整改责任，特别是涉及患者实际利益的问题更要高度重视，集中精力进行整改。

（2）健全管理制度。在文明服务竞赛活动中，加强院、科两级监督管理，科室层面要讨论制订本科室文明服务承诺，健全违反承诺、出现不文明服务行为的处罚办法，特别是对服务态度不好、言行不文明等不良行为要严肃惩处，探索建立规范文明服务、严惩不良行为的长效机制。

4. 各科室于十月底将学习教育、排查调研、整改提高、健全管理制度等竞赛活动的组织实施情况报至竞赛活动办公室。

（三）检查总结阶段（11—12 月）

1. 各科室在科内总结文明服务竞赛活动的实施情况，对发现和排查出的问题进行整改。

2. 竞赛活动办公室在前两个阶段对各科室开展活动情况给予跟踪关注的基础上，组织集中检查和考核。

3. 医院对竞赛活动进行总结，推广各部门的经验，树立文明服务的先进典型，适时对开展活动有成效、服务品质有显著提升的单位进行表彰奖励。

4. 加大对文明服务的监督与奖惩力度，在医院层面上进一步完善规范文明服务的长效机制，推动医院服务品牌的塑造。

附表 3-1

表 3-1 "四比四看"文明服务竞赛活动实施考核细则

序号	项目	考核内容及评分标准	分值	考核分
一	组织实施	1. 单位领导重视,成立了由党支部书记、科主任为文明服务竞赛活动负责人的实施小组,并切实履行职责(2分)。 2. 结合本单位实际,制订开展文明服务活动的具体实施计划(3分)。 3. 组织召开本单位职工的动员会议,分析服务现状,提出竞赛要求,人人知晓文明服务竞赛活动,会议资料翔实(2分)。 4. 认真组织人员参加院级层面服务文化培训;党支部书记对本科职工进行服务文化培训(5分)。 5. 组织职工认真学习《陕西省医务人员职业道德100题》《服务规范文明用语指导手册》观看《文明优质服务教育光盘》,培训资料翔实(5分)。 6. 认真开展"文明服务知识竞赛"党日活动(联合党支部的科室能够积极参加党支部组织的专项活动),有翔实的活动记录等资料(5分)。 7. 结合竞赛活动要求和本科室实际情况,认真排查服务方面存在的问题,并采取有效措施、健全完善有关工作制度,推动文明服务深入人心(5分)。 8. 注重宣传,能够通过网络、院报等途径宣传本科室在竞赛活动中的各项工作以及好做法(3分)	30	
二	服务管理	1. 经科务会讨论制订本科室文明服务承诺,健全违反承诺、出现不文明服务行为的处罚办法,并纳入科室管理的内控制度中(5分)。 2. 科室对服务对象的意见、投诉能够认真受理,有科室文明服务意见记录处理本(2分)。 3. 临床一线科室认真落实患者及家属座谈会制度(3分)	10	
三	服务环境	1. 各单位内部的装饰、通告、指示牌等,严格按照有关医院统一规范要求执行,标识的制作和放置规范、统一(5分)。 2. 各类附属设施和内外环境保持整洁和美观,办公环境不存在卫生死角,办公、医疗用具摆放整齐(5分)	10	
四	基本服务礼仪	1. 工作人员着装规范、洁净。上班时,按医院统一要求着工作服,服装没有污渍。 2. 着工作服必须规范佩戴胸牌。 3. 工作人员仪容干净、整洁、素雅、大方。女士没有夸张或不自然的发型或颜色,不留长指甲,以淡妆为宜;男士发式整洁,不留长发、胡须。 4. 举止文明礼貌,接待服务对象时面带微笑,精神专注;工作期间使用文明用语,禁用服务忌语。 5. 认真执行首问负责制。遇有患者或其他服务对象询问的要认真答复,不得推托、不搭理,应想尽办法帮助其解决问题。 6. 工作态度。工作期间,没有聊天、说笑、打瞌睡、看与工作无关的资料、吃东西等现象。 (本项内容为院聘社会监督员、文明服务竞赛活动办公室组织相关职能部门以日常明察暗访、随机检查方式进行考核,有1人出现一项不合要求的行为扣2分)	30	

序号	项目	考核内容及评分标准	分值	考核分
五	服务调查	1. 熟记文明用语，按 5% 的比例随机抽查提问各科室工作人员，了解其对岗位服务规范、文明用语的掌握程度（所有被抽查人员回答正确计 10 分；若有回答不正确的 1 人扣 5 分，不完整的 1 人扣 2 分，可以倒扣）。 2. 服务对象投诉（竞赛活动期间没有服务投诉的计 10 分，出现 1 例不良服务的有效投诉扣 5 分，可以倒扣）	20	
备注		1. 竞赛活动检查与考核采取日常检查、随机抽查、定期考核相结合的方式进行。　　合计 2. 考核为百分制，其中有特别说明"可以倒扣"的小项，扣分分值以该项目规定分值为限	100	

文明服务基线评估：为有效推进工作，专项活动办公室组织人员建立起与党支部的联系机制，分七组深入一线各党支部、科室开展文明服务的基线评估，走访服务对象对医务人员服务态度的反映和评价，发放知识答卷，实地观察，抽查医务人员使用文明用语、对医德医风相关知识的掌握情况以及查看各科室在投诉接待、表扬记录、召开患者座谈会、征询服务意见等文明服务管理方面的具体实施情况。开展文明服务的基线评估，是以调查、引导、督促、检查为主，加强院级与党支部的沟通、协作，将管理与服务有机结合，充分发挥职能管理和一线管理的主动性、能动性，齐心协力，推进"四比四看"文明服务竞赛活动扎实有效开展。

各党支部、科室文明服务基线评估提纲

◇ 基线评估意义

1. 是指导临床、医技、窗口部门开展文明服务竞赛活动的突破点。

2. 用指标衡量开展活动的效果，量化工作效果，带有一定的导向性。

◇ 基线评估内容

1. 服务对象对医务人员服务态度的反映和评价（走访 3~5 位患者）。

2. 医务人员掌握、使用文明用语的情况（按科室人数 10% 抽查医务人员，采用提问和现场观察记录两种方式，被抽查人数不足 5 人的按 5 人抽查）。

3. 医务人员服务仪容、着装、佩戴胸牌等情况（明察暗访）。

4. 医务人员对相关知识的掌握情况（按科室人数 10% 抽查医务人员，采用笔答问卷的形式）（被抽查人数不足 5 人的按 5 人抽查）。

5. 服务对象投诉情况（各小组调查各党支部、科室是否建有本单位接待投诉记录本，及自行接待、处理投诉情况；行业风气建设办公室负责院级层面接待投诉情况）。

6. 收到感谢信、锦旗情况（各小组调查各党支部、科室对感谢信、锦旗的记录情况；行业风气建设办公室负责院级层面信息）。

7. 梳理既往服务对象对各部门医疗服务提出的意见、建议（各小组询问各党支部、科室以往征求服务对象意见的情况，行业风气建设办公室负责院级层面监督管理中搜集的意见），为整改提高阶段各单位改进服务、增加和落实便民服务措施打基础。

8. 上半年患者对服务的满意度情况（行业风气建设办公室负责）。

9. 医疗指标（患者量、工作量等）情况（行业风气建设办公室负责）。

◇　**基线评估要求**（表 3-2）

1. 对各党支部、科室文明服务的基线评估，以及在活动中与党支部的联系、指导工作要求有翔实的记录。

2. 联系人要切实负责，加强与党支部的沟通、协作，发挥主动性和能动性，以调查、引导、督促、检查为主开展工作，将管理与服务有机结合。

3. 在工作中遇到问题，及时与活动办公室联系，共同讨论解决。

"四比四看"文明服务竞赛活动

"四比四看"文明服务竞赛活动，是在 2008 年开展窗口文明服务竞赛基础上，拓宽全院文明服务岗位创建范围，在医疗医技、服务窗口、行政、后勤单位同时开展的文明服务竞赛活动，并与"创先争优"活动紧密结合，延伸为"创先争优促服务，'四比四看'创示范"活动。活动以服务文化建设为主线，强化党支部在党员职工文明服务、贯彻"以患者为中心"服务理念等方面的常态管理机制，在党委牵头的"创先争优"活动中表现突出，为全院医务人员开展文明服务竞赛树立了榜样。在活动中，以党支部为单位，调动近 3000 名党员和普通员工参与开展职业道

表 3-2　基线评估结果统计表

联系党支部工作组：第　　　组　　　联系对象：＿＿＿＿　　　＿＿＿＿党支部

序号	评估内容	调查情况及评价			备注
1	服务对象对医务人员服务态度的反映和评价（走访3~5位患者）	走访（　）位患者 评价"好"（　）人	评价"一般"（　）人	评价"差"（　）人	
2	医务人员掌握、使用文明用语的情况（按科室人数10%抽查）	抽查（　）位医务人员 "熟练"（　）人	"一般"（　）人	"较差"（　）人	
3	医务人员服务仪容、着装、佩戴胸牌等情况	着工作装不规范（　）人 未戴胸牌或不规范（　）人	上班穿凉拖鞋（　）人	男士发、须不整洁（　）人	
4	医务人员对相关知识的掌握情况（按科室人数10%抽查）	抽查（　）位医务人员 90以上（　）人	70分—89分以上（　）人	70分以下（　）人	
5	服务对象投诉情况	建有本单位接待投诉记录本 有（　）没有（　）	如果有记录，是否有处理 有（　）没有（　）		
6	收到感谢信、锦旗情况	患者感谢信、锦旗有（　）记录	医务人员医德记录卡有体现 有（　）没有（　）		

序号	评估内容	调查情况及评价			备注
7	梳理既往服务对象对各部门医疗服务提出的意见、建议	服务对象提出的意见、建议 有（　）没有（　）	如果有、对意见、建议采取措施加以改进 是（　）否（　）		
8	定期征求患者意见，每季度至少一次科级患者座谈会	定期召开科级患者座谈会 是（　）不是（　）	对患者意见者意见是否有跟踪 是（　）否（　）		
9	上半年患者对服务的满意度情况	综合满意度（　）% 科	综合满意度（　）%		行业风气建设办公室统计
10	医疗指标（患者量、工作量等）情况（以2010年5月统计）	服务对象（　）人次	平均住院日（　）天	平均住院日是否达标 是（　）否（　）	行业风气建设办公室统计

联系人（签名）：＿＿＿＿

德知识答卷，组织员工学习职业道德100题等。通过多种形式多个内容的学习和实践，各党支部立足于围绕医院、科室发展的中心，把握"提高党员、职工素质"这一主线，与科室工作紧密结合，党政相互配合、相互支持，有效提升医务人员的文明服务水平。

为推进工作，专项活动办公室组织人员建立与党支部联系机制，起到了很好的作用。党政管理人员分七组深入到一线各党支部、科室开展文明服务的基线评估，走访服务对象对医务人员服务态度的反映和评价，发放知识答卷，实地观察，抽查医务人员使用文明用语、对医德医风相关知识的掌握情况以及查看各科室在投诉接待、表扬记录、召开患者座谈会、征询服务意见等文明服务管理方面的具体实施情况。开展文明服务的基线评估，以调查、引导、督促、检查为主，加强院级与党支部的沟通、协作，将管理与服务有机结合，充分发挥了职能管理和一线管理的主动性、能动性，齐心协力，有效推进"四比四看"文明服务竞赛活动。

在"四比四看"文明服务竞赛活动之后，次年延续开展了"适应新形势，转变服务观念"为主题的教育活动，引导医务人员转变思想意识，认知市场经济发展给公立医院带来的变化，正确认识医患关系的本质，领悟"以患者为中心"的内涵和市场营销策略，变被动服务为主动服务，真正树立"以患者为中心"的观念，一切从患者出发，满足患者日益增长的服务需求。服务文化建设的主题教育活动，倡导以人为本的服务理念，有利于医务人员树立"患者第一、质量第一、服务第一"的服务文化理念，有利于增强"尊重患者、关心患者、方便患者"的服务文化意识，有利于构建平等、尊重、互爱、和谐的医患关系。

案例三 "医德医风小讲堂"进科室教育活动

管理即服务，以患者为中心，以服务于医疗一线为重心，用规范、细致的管理，为患者、职工和医院发展服务。这是医院行风建设办公室长期坚持的工作宗旨。在医德医风教育工作中，不断探索宣教新模式，结合临床一线科室的实际需求，开辟"医德医风小讲堂"，送健康宣传教育和服务到科室，密切联系基层，传递正能量。

西安交通大学第一附属医院
"医德医风小讲堂"进科室活动方案

一、活动时间

5—12 月

二、活动目的

为服务于临床医技一线科室，以提高医务人员综合素质、强化从业规范、树立良好医德医风和职业形象为目的，以实际行动落实群众路线教育实践活动，行风建设办公室、客服部将以科室、党支部为单位开展小规模的医德医风教育培训活动。

三、活动内容

以管理人员为主要师资，吸纳具有一定教育能力的社会监督员、离退休专家参与组成宣教队伍，将行风建设"九不准"、《医疗机构从业人员行为规范》、人文医学执业技能等医德医风要求按照"法律法规""从业礼仪""沟通技巧""优质服务"等，进行分类整合形成小讲堂课程，深入全院临床医技科室中开展小规模培训宣传教育。（课程介绍见表 3-2 ）。

四、活动要求

各科室可根据本科室需要和实际情况，党支部可结合党建和党日活动要求，从所列课程中自行选择培训内容，与行风建设办公室工作人员联系确定具体培训时间。行风建设办公室积极协调，努力满足临床医技科室需求，做好医德医风宣教和培训工作。

附："医德医风小讲堂"课程介绍（表 3-3，表 3-4）

行风建设办公室、客户服务部

表 3-3　"医德医风小讲堂"课程介绍

内容分类	课程名称	培训人	目的与内容
礼仪规范	医务人员行为规范与职业礼仪		目的：引导医务人员在工作中注意言行规范与职业礼仪，树立良好形象，增进医患信任，和谐医患关系。 主要内容：从职业形象与仪容重要性引入，概述医务礼仪，从仪表、服饰、仪态等方面表述医务人员的职业礼仪规范；从见面、介绍、称谓、电话、引导等日常活动中表述医患沟通语言谦语及禁语的礼仪规范；从医务人员的文明礼仪用语、服务用语原则及禁语等方面强调医患沟通的礼仪规范；从交接班、查房等工作内容提示医务人员的工作礼仪规范
法规与制度	加强行业政策学习提升职业化工作水平		目的：帮助医务人员掌握医院政策环境，行风医德医风工作要求，提升医疗职业化工作能力。 主要内容：从当前医院面临的医疗卫生行业行风环境、行业政策入手，介绍社会及行业对医务人员的要求，结合医院行风医德医风工作开展的情况，从不同层面使医务人员全面掌握行风医德医风工作要求，提升医疗职业化工作水平
	法律视角下的医患沟通		目的：帮助工作人员知晓医患双方具有的权利与义务，明晰医患关系的法律性质，从而转变思维角度，分析当今医患关系紧张的法律原因。 主要内容：探讨医患关系的法律性质，明确医患之间的权利义务，并从良好的医患沟通入手，从患者的知情同意权入手，分析良好的医患沟通对于预防医疗过程中法律风险的重要性
医患沟通	加强医患沟通感受职业幸福		目的：帮助医务人员掌握沟通技巧，并从执业过程中感受作为医务工作者的成就感与幸福感，缓解工作压力。 主要内容：从"局外人"的角度出发，以我院院训"厚德、博爱、精医、卓越"为切入点，分析医患沟通的重要性，在紧张的工作节奏下感受职业幸福，缓解工作压力，提升服务能力。
	医患沟通方法与技巧		目的：增强沟通意识，掌握方法技巧，提升服务能力。 主要内容：从一线服务现实案例出发，传授医患沟通理念，树立医患沟通服务意识，交流医患沟通的方法与技巧，提升服务能力。
	加强医患沟通提升服务质量		目的：帮助医务人员增强医患服务意识，交流医患关系沟通理念，掌握方法及意义，提升服务能力。 主要内容：从分析医患关系的基本因素角度，说明医患沟通的目的及意义，交流医患沟通的技巧与方法，并加强调医患沟通过程需要注意的问题
优质服务	医院投诉案例分析		目的：使医务人员在医疗活动中，对可能造成患者不满的一些原因有所了解，加强医患沟通，规范行为，减少或避免投诉发生。 主要内容：通过一些具体投诉案例，分析引起患者不满导致投诉发生的相关因素，认识医患沟通的重要性，指出医疗服务过程中的一些不当言行，交流减少或避免投诉发生的方法

内容分类	课程名称	培训人	目的与内容
优质服务	了解患方需求 提升服务水平		目的：通过了解患方需求，使医务人员的工作能够以患者需求作为出发点和落脚点，从而真正实现"以患者为中心"的服务理念。 主要内容：对办公室监督管理工作搜集到的信息进行梳理，以患者的需求为切入点，结合医学职业精神的具体内容，分析如何使"以患者为中心"成为一种现实的、有效的、可操作的服务模式
	从医疗投诉管理看医疗服务		目的：从投诉管理的工作机制，到客服医德医风（服务态度、沟通协调、责任心）方面发生投诉的医患矛盾，规避风险防止小事情引发大问题。强调确立"以患者为中心"的理念，改善服务态度、认真履行岗位职责，改进工作作风，制订和完善方便患者的管理制度，加强医护内部的沟通，同心协力做好投诉管理工作的重要性。站在患者的角度对待和处理投诉，提供优质的医疗服务 运行以来从医院供给与患者需求矛盾引发的医患矛盾、到客服服务部的主要职责及处理投诉的原则，立足点、着眼点、介绍客服部并进行分析及建议

表 3-4　"医德医风小讲堂"效果反馈表

培训课程：＿＿＿＿＿＿＿＿＿　　　　　　培训地点：＿＿＿＿＿＿＿＿＿

培　训　人：＿＿＿＿＿＿＿＿＿　　　　　　培训时间：＿＿＿＿＿＿＿＿＿

一、课程内容

1. 您对课程的整体效果是否满意？
   A 非常满意　　　　B 满意　　　　　C 一般　　　　　D 不满意　　　　E 非常不满意
2. 该课程对您个人素质的提高是否有帮助？
   A 非常有帮助　　　B 有帮助　　　　C 一般　　　　　D 没有帮助
3. 该课程对您解决工作中所遇到的问题是否有帮助？
   A 非常有帮助　　　B 有帮助　　　　C 一般　　　　　D 没有帮助
4. 您认为该课程对您工作和生活的启发？
   A 非常有启发　　　B 有启发　　　　C 一般　　　　　D 没有启发
5. 您对该课程的形式是否满意？
   A 非常满意　　　　B 满意　　　　　C 一般　　　　　D 不满意　　　　E 非常不满意
6. 您认为采用哪种形式的培训更易增强培训效果？

二、培训讲师

1. 解说能力
   A 很强　　　　　　B 较强　　　　　C 一般　　　　　D 不好
2. 教学热情
   A 很高　　　　　　B 较高　　　　　C 一般　　　　　D 不高
3. 时间掌握
   A 很好　　　　　　B 较好　　　　　C 一般　　　　　D 不好
4. 课堂掌控力
   A 很强　　　　　　B 较强　　　　　C 一般　　　　　D 不好
5. 是否调动您的积极性
   A 能　　　　　　　B 较能　　　　　C 一般　　　　　D 不能

　　以"医德医风小讲堂"的形式深入到科室中开展培训，全院所有临床医技科室都选择了小讲堂活动，还有的科室选了多个课程，粗略统计约有 3000 人次接受了培训。在活动实施过程中，医德医风教育主管部门与一线科室持续沟通使教育活动不断推进；讲师认真备课，并针对不同科室对培训内容有所调整；设计编制了培训效果反馈问卷，依据效果反馈日臻完善已有课程。

　　这项教育活动也被选为医院开展群众路线教育实践活动的优秀案例进行交流。优势在于充分调动一线科室的积极性，根据其实际需要选课，结合其工作时间特点上门服务，受到了一线科室的广泛欢迎和肯定。在强化医务人员从业规范教育培训的同时，也彰显了管理人员的服务意识，密切了医院行政管理与一线科室的联系和交流。以此种形式加强为一线科室的服务，了解科室意见和需求，并推进教育活动的持续深入，建立起医德医风教育的长效机制。

（和新颖　丁艳霞）

当今社会，医学技术的发展日新月异，医学科技在人类征服疾病的征程中发挥了巨大的作用，但是也为医学发展带来了不容忽视的问题。人们在征服越来越多的疾病的同时，对技术的依赖和推崇越来越重，对患者的医学人文关怀却越来越忽视，这使得现代医学与它最初的目标渐行渐远。当冰冷的检查和机械的诊疗代替了医务人员和患者的交流和情感沟通，医学就会越来越没有温度，变得冰冷、冷漠，医患关系也将紧张、脆弱。培养医务人员的医学人文能力，势在必行。

4.1　医学人文能力的内涵

培养医务人员的医学人文能力，旨在对医务人员进行医学人文方面知识、认知、理念、技能的培训，使其升华为医务人员的精神和信念，并将之运用在医疗服务的实践过程中。因此，医学人文能力是医学人文精神的有效表达，也是医务人员临床实践能力极为重要的组成部分，贯穿于医疗照护的全过程。

4.1.1　医学的人文属性

医学是科学，这已是没有争议的事实，医学的发展，离不开科学的方法、科学的论证，现代临床医学更有依赖于科学技术的发展和现代技术的支持，临床决策离不开科学的技术、科学的实证与量化分析。但是人体是一个复杂的庞大系统，生命的奥妙就在于永远神秘。虽然自然科学的发展解决了很多的传染病、常见病和一些复杂疾病，但是在面对这样一个复杂系统时，还是会有很多局限性和不确定性，人类对很多疾病，目前都还是没有好的办法。而且，随着科学技术的发展，研究的领域越来越细，学科分割也越来越细，临床医师对科学技术的依赖与日俱增，医师对疾病本身的关注往往高于对患者整体的关注，传统的经验性方法和对疾病的整体判断正在弱化，我们需要更多地去关注和探讨除了科学属性之外的医学的属性。

"医学现代医学之父"威廉·奥斯勒（William Osler）说："行医是一种科学为基础的艺术"。韩启德院士在《医学与温度》这本书里也论述了医学的属性，他认为医学的属性可以归结为科学性、人文性和社会性。由此可见，医学绝不是单一的自然科学，不是单纯的科学，也不应该只是冰冷的医治。在生命这个对象面前，它应该更关注人性，更关注人的感受，更应该有"温度"。因此很有必要去领悟医学的人文属性，分析医学人文的内涵。

1. 医学人文是什么

北京大学医学人文研究院张大庆教授对医学人文做了这样的解释："医学人文，是一个具有多重含义的复合概念。其一是指'医学人文精神'，其二是指'医学人文关怀'，其三是指'医学人文学科'，其四是指'医学人文素质'"。

纵观人类医学发展史，医学的诞生和发展，无不闪耀着人文因素和人文精神的光芒，正如卡斯蒂廖尼在其《医学史》中说"医学，是随着人类痛苦的最初表达和减轻这份痛苦的最初愿望而诞生的"。医学从诞生那一天起，就不是单纯的技术，伴随它同时产生的是对患者的同情和照顾，是人道主义的关怀。

另外，现代医学由传统的"生物医学模式"转向了"生物—心理—社会"模式，医师既要治病，又要"治心"，当然，这也和世界卫生组织对健康的定义相吻合，也反映出社会心理因素的重要性。在这些前提和背景下，医学的实践必然不能仅仅是一个纯粹的自然的过程，对于临床来说，治疗行为、使用的方法、手段都应该充分考虑人性、社会性，更应关注人本身的需求和感受，只有将医疗技术与医学人文融合在一起，才能构成完美的医疗服务。对于医务人员而言，医学人文精神和医学人文素质也就成了必备的素养。

无论是医学人文精神还是医学人文素质，或者人文关怀，都不是凭空产生的，需要系统的学习、领会和实践，研究人、研究人与社会的规律，也是医学人文的一部分。从这个意义上讲，医学人文是医学与人文学科相结合的学科群，其中包括医学伦理学、医学哲学、医学史、医学法学、医学人类学、医学美学、医学社会学、医学与文学艺术、医学与宗教等。通过这些内容的学习，有助于培养和形成医务人员较好的医学人文素养，在医疗服务过程中，以实践为基础，提供人性化医疗。

2. 如何处理人文和医学的关系

我们都知道，人具有自然属性、心理属性和社会属性。医学的研究对象是人，就决定了医疗服务不能仅关注人的自然物理属性，应该在关注和研究人身体的物理变化和生理规律之外，重视人的情感变化和心理规律。所以，医者在行医过程中要兼顾医学科学精神和人文精神，才能做到尽可能揭示身体病变原因，缓解或消解疾病症状，维护患者最大利益。

另外，医学人文虽然不能直接为患者提供人性化服务，但是却决定着医务人员的人性化医疗服务水平。人性化医疗服务需要医务人员在临床中通过医治、互动传递给患者，例如向患者了解病情，为患者做检查、做治疗、做手术等，这是最直接的医疗行为，但在这些过程中，医务人员对患者的态度、与患者沟通的方式等，会给患者带来不同的感受和反应，这种感受和反应对于医务人员全面、深入了解患者的病情和建立互敬、互信的医患关系具有重要影响。而医务人员自身医学人文执业能力的高低，直接决定着患者的这些感受和反应，进而决定了医务人员人性化医疗水平的高低。

应该说，疾病的诊治离不开人文关怀。没有人文关怀，医学就是单调而冰冷的；当然，如果没有医疗技术手段，医学人文就没有载体。北京协和医院郎景和教授说："行医是个过程，医师的一招一式体现的是技术，但更是内在品格；就医也是个过程，患者每时每刻关注的是结果，但更是内心感受。"这说明：疾病诊治过程既隐含患者人文诉求，也体现医者人文素养，这就需要通过不断的学习，来提高医学人文能力，养成良好的医学人文素养。

4.1.2　医学人文能力的结构

医学人文能力在临床中表现为医务人员的医学人文执业能力，是医务人员除了掌握医学专业知识和技术之外，还应具备的执业能力。具体表现为医学人文素养，是医务人员充分考虑医学人文因素，正确处理各种社会关系，从而完成相关诊疗活动的能力。即在掌握一定医学人文知识的基础上，具备医学人文精神和职业素养，着力从人文角度出发，正确处理以医疗活动为中心的各种关系，从而完成相关诊疗活动的能力。

针对一直以来医师培养体系大都专注于医学知识和技术的培训，对医学专业之外人文医学执业能力普遍重视不够的现状，2003 年，由中国医师协会根据原卫生部（现国家卫生健康委员会）《关于加强卫生行业作风建设的意见》，依照《医务人员医德规范及实施办法》和《专科医师 / 住院医师规范化培养标准总则》，推出了医师的人文医学执业技能的培训。其培训体系结构与内容，给我们开展医学人文教育提供了借鉴和方向。通过分析"中国医师协会人文医学执业技能培训"的内容，并结合医院临床工作实际，医务人员医学人文能力构成应该包括但不限于人文关怀能力、沟通能力、执业环境适应能力和执业危机管理能力等。

1. 人文关怀能力

特鲁多医师的墓志铭文"有时去治愈，常常去帮助，总是去安慰"，是医学人文关怀领域的至理名言，道出了医疗活动中人文关怀的真谛。医学是有边界的，生命又是复杂的，现代医学发展到今天，虽然在攻克疾病方面取得了巨大的成就，但是依旧不能解决所有患者的问题。现代医学之父威廉·奥斯勒说"医学是不确定的科学和可能性的艺术"，人文关怀能力是医务人员了解患者、尊重患者、关爱患者、帮助患者的能力，正是弥补"不确定的科学"的"可能性的艺术"。所以人文关怀的能力是医学人文能力中最基础，最核心的部分。

人文关怀能力不局限于传统的"仁心"，给予患者关爱和关怀，现代医学的发展和患者对健康的需求，对人文关怀提出了更深层次、更具体的要求：要站在医务人员的立场为患者着想，帮助患者，尊重患者的个体化。在临床决策和临床服务中，要充分考虑人的因素，将患者的想法，纳入临床决策和服务的全过程，形成更完善、更人性化的方案，使患者身体、心理、社会适应等多个维度的需求都能得到满足。这也考验医务人员将医学和人文进行融合的能力，只有这样，人文关怀才能真正促使患者受益。

2. 沟通能力

医护人员不仅应该有精湛的医术，更应具备关爱情怀和人文智慧。世界医学之父希波克拉底的这句名言"医师的三大法宝：语言、药物、手术刀。"揭示了如何传递医者的关爱？"做"是重要的方面，"说"是另一个不可忽视的方面。医护职业是与人（患者）打交道的服务工作，服务说到底就是人与人的互动，因此，医务人员还需要是社会、人文和心理学的擅长者乃至人际交往专家。通过语言的交流，将为患者着想的善良传递给患者，这对患者的治疗、和谐医患关系的构建，都有着十分积极的作用。

医护人员在执业过程中的沟通主要包括以下几个层面：

1）与患者及家属的沟通。沟通的目的是及时获得准确的病情信息，并将诊疗方案严谨有效地传递给患者及家属，取得患方的信任和配合，共同努力实现预期的治疗目标。这是医务人员沟通能力最常见也是最重要的内容，即我们经常所说的"医患沟通"。

2）与同行的沟通，现代医学分工越来越细，患者的治疗和康复需要团队的协作来实现，团队与团队、团队成员间，互学互尊、团结协作、相互促进和监督，有助于创造良好的工作氛围，提高工作效率。

3）与社会、媒体的沟通。"没有全民健康，就没有全民小康""疾病治疗为主转向预防为主"，全面健康的大背景下，医务人员不仅担任健康卫士的角色，还要担任健康宣教员的角色，与社会、媒体的沟通在所难免。例如医院经常性地开展讲座和义诊，向群众普及相关医疗知识并扩大知晓率，提高疾病的筛检率，以获得社会的认可和支持，就需要医务人员从医院走向社会，沟通的范围更加广泛。近年来，医患关系的不和谐因素被个别媒体的不合理放大，造成了人们对医疗行业的认知偏差、医患双方角色认知偏差、社会背景偏差、价值观偏差以及对医患争议的归因偏差等，导致医患关系不和谐的现象也越来越明显，这些都和沟通不足有关。有效地与社会、与媒体对话、沟通，不仅有助于医患双方清楚表明立场，更有助于构建一种积极、互信、尊重的和谐关系。

3. 依法执业的能力

有学者认为，医患关系是一种综合性的法律关系。医疗活动法律环境的复杂，往往"情与理""情与法"交织，让医务人员要应对伦理和法理的双重挑战。此外改革开放以来，受市场经济的影响，医学和医疗活动也要受到道德的考验，这就需要医务人员首先有明确的原则和底线，在此基础上实施医疗行为，进行人文关怀，而依法执业是前提。

为了切实维护医患双方权益，医务人员的执业活动严格控制在法律规范之下。目前，我国医护诊疗具有规范化的职业程序且相关法律较完备，这些法律规范是医患双方在提供和接受医疗服务过程中需遵守的行为规则。

4．危机管理能力

医疗行业是一种高技术、高要求、高风险的社会服务行业，医务人员执业过程中面临因医疗行为和医疗对象而存在的风险。目前由于我国法制的原因和医患认知、沟通不畅等原因，医务人员必须正视和面对这些风险。因此，医务人员学习医疗风险理论，维护自身权益，防范医疗纠纷就显得尤为重要而紧迫。医务人员危机管理的能力主要包括：

1）应对医疗风险的能力。任何针对患者的医疗行为都存在风险。在面临医疗风险时，医师应有能力选择最优的医疗方式降低风险，通过有效沟通使患方能理性接受不可避免的风险。

2）应对医患冲突的能力。医患双方本该是并肩战斗对抗疾病，但由于医学的局限、患者的特殊性、社会制度、医院管理、医疗事故等多种因素，加之媒体舆论的不客观引导等，导致医患双方带有对立性质的冲突时有发生。在医患冲突发生时，医务人员应客观、理性正视矛盾，应具备避免冲突加剧、促成一致性协调结果、妥善化解矛盾冲突的能力。

3）心理危机管理能力。近年来，随着医疗体制改革的深入，医院作为直接服务于患者的单位，承担了非常重要的任务。医务人员面临医疗业务的压力、政策适应的压力、超负荷的工作压力、人际管理的压力、科研学术的压力等，这些虽然不是突发的危机，但是对医务人员和医疗卫生事业的影响却是客观存在的，医务人员进行心理危机管理的能力，应该引起足够的重视。

心理危机管理的能力主要包括两方面：一是较强的逆境心理抗压能力。事实上，当我们面对困难和逆境的时候，我们任何人都会本能地感到恐惧和巨大的压力，在这种状态下，作为医务工作者，必须要能够比常人更快地恢复冷静，保持理性。二是应对职业倦怠的能力。在长期高强度、高压力条件下，医务人员的人格和劳动得不到充分尊重，且工作环境缺乏安全保障的情况下，医务人员容易产生职业耗竭危机。在执业过程中，医务人员应有保持身心健康、建立个体心理应对机制、积极面对挑战的能力。

4.1.3　医学人文能力培训的意义

"医者父母心"，医学的初衷是救死扶伤，爱人、救人、帮助人解除痛苦，它在发展中始终渗透着人文精神。具有人文情怀的医者，始终能把人和人的价值置于首位，而人文精神的传递，是在具体的医疗活动中得以实现，所以医学人文职业能力的培训和养成，十分重要。

1. 医学人文能力是培育良好医德医风的客观要求

医乃仁术，以德为本，弘扬医德医风，构建和谐医患关系，在实施健康中国战略的今天，有着非常深远的意义。加强医德医风建设，是培养德才兼备的优秀人才的需要，是医院生存和发展的需要。加强人文教育，是医院医德医风管理的重要内容，两者相辅相成、互相促进。

医德是行医征途中的船舵，人文精神是形成良好医德医风的保障。"没有人文精神的科技是破坏力，医疗技术尤其如此。"医疗技术是用于行善还是用于作恶，用于造福人类还是用于伤害人类，取决于医学人文的引导和规范。医务人员直接面对患者的健康和生命，正所谓"性命相托"，所以医护人员必须恪守更加严格的职业操守，坚持更加崇高的职业价值观。面对弱势的患者群体，优良的工作作风、良好的服务态度、廉洁自律的职业情操、为患者着想的恻隐和善良，都是医务工作者服务患者、敬畏生命的关键。而这些良好品德的形成，都和医务人员医学人文素养和医学人文能力的高低密不可分。

2. 医学人文精神是平衡医学技术的重要砝码

近些年，医疗行业出现了一些不太乐观的现象。医疗技术越来越发达，"技术至上"观念的背后，人文关怀日渐凋零。医务人员也能认识到这一现象，但是在实际的临床决策中，往往忽略了解患者的社会关系、经济状况、渴望诉求等，医师往往"像机器猫一样，永远能从口袋中，掏出一个又一个的新方案"。我们需要的是站在患者的角度，全面综合患者的条件，选择合适的诊疗方案，而医学人文精神，是权衡医疗技术和患者实际的重要砝码。

围绕着人文价值去实现医学价值是医学科学理性发展的内在要求。只有将医疗技术与医学人文融合在一起，才能构成完美的医疗服务。"生物—心理—社会"医学模式对医院和医务人员提出了更高的要求，这要求医师应尊重患者的主观意识和情感需要，兼顾身心，并结合患者生理、心理和社会环境等因素给出恰当的个体化治疗方案。从这一点出发，需要医务人员具备较强的人文感知力和人文执业能力，跳出医学技术单一束缚的窠臼，全方位关注患者诉求，在医学技术和患者需求间，寻求平衡。

3.医学人文执业能力是和谐医患关系的重要前提

患者康复的愿望需通过医务人员的诊疗、护理来实现，医务人员在对患者疾病诊疗护理的过程中可加深知识学习、提升专业技能，离开了医务人员，患者就没有了健康和生命的保障，而医护人员和医院离开了患者也就失去了存在的意义。因此，近几年，有医学伦理学者和医疗服务实践者共同提出了"医患命运共同体"的说法，疾病让医者和患者成了一个共同体，在这个共同体中，医方具有绝对的权威，患者将自己的生命和健康交给了医务人员，也把信任交给了医院和医务人员。面对患者的时候，如果只把他们看成一个需要治疗的对象，冷漠对待、缺乏人文关怀。更有甚者，把患者看作医院或个人创收的来源，为了个人和医院的利益无视患者的负担和痛苦，这无疑会加剧医患关系的恶化，加剧社会上医患关系紧张的程度，使得医患矛盾更为突出，当然，也不利于医患信任协作，共同对抗疾病。

医务人员在医患关系中的主导地位，决定了在临床工作中，医护人员的行为对医患关系的维护提到了非常关键的作用。医护人员具备良好的医学人文执业能力，从个人层面来说，首先有助于患者获得健康支持和尊重感，得到心灵的慰藉，同时也有助于医务人员完成医学实践，培养人文情怀，助力职业发展。上升到医患双方甚或社会的层面，就有助于医患双方建立内在信任，缓和医患关系，实现医患双方互需共赢，助推健康中国的建设。

4．医学人文能力是医院高质量发展的主要竞争力

党的十九大报告提出，中国特色社会主义进入新时代，我国的主要矛盾已经转化为人民日益增长的美好生活需要和不平衡、不充分的发展之间的矛盾，这也预示着广大的百姓从"硬需求"向"软需求"转变。《论语》中说："远人不服，则修文德以来之"。当前中国的经济发展到目前的阶段，人们对服务、文化、环境这样的软需求就会相对上升。医院也需要考虑患者的人文需求和对健康的美好愿望，提高服务质量，要真正树立起"全心全意为患者服务"的理念，并落实在医疗活动的每一个环节，这对医院提高竞争力，至关重要。

2021 年 5 月，国务院办公厅《关于推动公立医院高质量的发展的意见》指出要"建设公立医院高质量发展新文化"，明确提出，要激发医务人员对工作极端负责、对人民极端热忱、对技术精益求精的不竭动力，唱响大医精诚、医者仁心的主旋律，以充满人文关怀的医疗服务赢得患者、社会的信任和尊重。由此可见，医务人员人文执业能力的培训与提升，对医院的高质量发展，意义非凡。

4.2 医学人文能力培训的组织实施

近年来，医学人文能力的培养已引起医院管理者和医学教育者的广泛关注，

对医学生及医务人员进行人文培育，目的是提高他们在临床医疗中的医学人文执业能力，更好地服务于患者，这种培训应该贯穿于医务人员职业生涯的各个阶段。要切实提高医师的医学人文执业能力，医院需引入系统观念，认真进行分析调研，设置合理的课程培训体系，采取适合临床实际的培训方式，把医学人文执业能力的培养渗透到医务人员的日常教育和执业过程中。

4.2.1 医学人文能力培训调研与诊断

在工作中，有这样一个案例。一位患者在投诉电话中号啕大哭，描述她在医院的"遭遇"：前一天患者到医院阴道镜室做检查，取了活检组织。据患者描述，医

师在接诊她时就有使劲关门、随手摔病历本的举动，当时患者就非常不愉快，但鉴于要做检查，也没敢与医师理论。取活检组织的时候，患者感觉医师操作十分粗暴，但当时也忍住了，检查完回家。第 2 天，患者按照医嘱在家里取出止血纱布的时候，发现无法取出，也无家人帮助，于是打电话求助，在求助中越说越激动，想到前一天的"遭遇"，伤心难过的认为"医师压根就没把我当人"。

工作人员第一时间和检查室的医师取得了联系，回答只有一句"让她叫救护车来医院"！

广东医学院张跃铭老师的一项调研显示，在被调查的 600 余起医疗纠纷的事件当中，由医院方面原因导致的医疗纠纷约 260 余起，占比超 40%。其中因与患方沟通不足、未完全履行告知义务导致的医疗纠纷占 11.7%；因医疗技术水平未达到当时应有的医疗水平引发的纠纷占 11.6%；因服务态度差、责任心不强引发的医疗纠纷占 11.2%；其他方面原因引发的医疗纠纷占 7.7%。医患纠纷往往是因患方对医方的诊疗水平、服务态度、病情说明解释或就医过程中其他方面不满意所引发，本质是因为医务人员未重视医患沟通或者缺少人文关怀意识，导致患者在就诊过程中得不到心理上的慰藉和满足，不能有正确的就医心态，往往容易造成医疗纠纷。

从以上的案例和调研中，至少可以看到医务人员医学人文关怀存在以下的问题：

1. 医学人文精神缺乏

郎景和教授说"医师给患者所开出的第一张处方应该是关爱"。已故外科巨擘裘法祖先生说"医学不是一门完美的科学，但必须要有热的温度"。上述的案例中，从患者反映的医师的态度、动作、语言等各方面来看，人文精神的缺乏，是显而易见的，违背了医学"减轻患者痛苦"的初衷。

2. 理论与实际脱节

医学生的培养是一个系统的过程，在校学习、医院实习、见习期间，人文教师一定也为医学生进行了人文知识的讲授。但是人文教师很少由临床医师担任，往往很难将医学人文实践与人文理论相结合，而医学生进入临床以后，忙于对医学专业执业能力的训练，往往无暇顾及人文执业能力的提高，人文医学执业能力的提高多靠自己的良心和自觉。

3．沟通能力的问题

部分医务人员只重视"病"，不重视"人"，只从自身的角度出发，很少考虑患者的想法，不愿花费更多的时间聆听患者的想法，体会患者的感受。案例中的检查医师就是典型的缺乏沟通，不论从动作、语言、表情托各个方面，都给患者造成冰冷、生硬的不良印象。

4.2.2　医学人文能力培训体系构建

在医院开展医学人文能力培训最主要的两个要素一个是"人"——谁来培训？培训谁？另一个是"内容"——培训什么？具备这两个要素，再确定培训方式、载体等，达到提高医院医务人员医学人文技能的目的。所以，首先要解决的是建立一支培训、管理队伍，其次是确定适合的培训内容。

1．成立能够胜任医学人文教育的培训和管理队伍

从领导层到具体的实施部门和人员，要对医院医学人文能力培训有足够的重视。有条件的医院还可以将医学人文能力培训设为独立的学科，课程的内容根据医院特色进行设置，充分融合医院文化和医院精神。保证培训师资和培训的管理，合理科学的制订培训目的和培训计划，并且能够跟踪和评估培训效果，进行分析反馈，完善培训体系，持续增强培训效果。

构建医院人文教育的组织管理架构。组成分工明确、相互协作、高效配合的组织架构，统筹负责医院医学人文培训的领导、指导、实施、调整等。需要以制度的形式，确定医院的医学人文培训组织机构和培训教育制度，将以下组织及职能常态化。

1）决策协调组：由院领导和相关职能部门负责人组成，负责培训日常事务的管理与协调。

2）顾问专家组：可由人文专家团队组成，例如院内党委负责人、院级专家、院外人文领域或高校的专家，负责指导医院制订人文培训体系大纲，利用自身优势，定期开设人文讲座，参与培训体系评价改进。

3）培训管理组：开展院内培训需求调研，确定医学人文培训的目的（可分阶段），拟定培训课程计划，按照教学管理的思路和模式，形成培训任务框架。并跟踪培训效果，进行调研分析，反馈到顾问专家，听取意见继续完善培训体系。

4）培训实施组：担任具体的培训实施任务，负责将医学人文知识和技能传授给医务人员，执行课程培训，是培训的关键组织。由院内各学科、科室、职能部门内，能够升任教学培训任务的临床医师、护士、管理人员组成，也可以补充聘请专业的师资。

5）管理改进组：由院内培训管理人员组成，进行培训质量调查、总结、分析、调整、提高。

2. 建立符合临床实际的医学人文培训课程体系

中国医师协会《医师人文医学执业技能培训》体系（表 4-1），给我们提供了很好的课程设置思路，医院的医学人文培训体系可以参考和借鉴。

表 4-1　医师人文医学执业技能培训模块及主要内容

序号	培训模块	培训内容
1	医师法律与法规	执业医师法、传染病防治法、职业病防治法、药品管理法、执业注册管理、医疗事故处理条例、技术鉴定、医疗事故报告、医师权益与维护、知识产权与专利等
2	医师概论	医学伦理与医疗服务、医疗服务模式与医师执业观念、医师管理能力、卫生技术评估与新技术临床应用、循证医学与临床研究、医学论文撰写投稿和处方规范书写等基础知识
3	职业素养	是对职业素养的含义进行界定。帮助医师理解医务人员为社会服务的使命与责任，引导医师在从业实践中严格要求自己，使行为符合职业身份
4	医学道德	医德教育，医学道德与法律的关系，解释医学道德的三个心理层面，包括认知层面、行为层面和人格层面
5	沟通能力	培养医护人员与患者进行有效沟通的能力，掌握沟通技巧，增进医患信任
6	有效进行体势语言的交流的能力	介绍如何利用场景的作用，怎样创造良好的第一印象。例如微笑、目光的艺术、面部表情的运用，培养医务人员通过患者体势语言理解患者情绪的能力
7	医患沟通的基本理论及评价技术	介绍以患者为中心的医疗模式以及医患沟通的三功能模式，解释和领会疾病和病患的不同
8	对患者进行面谈诊断的技能	介绍一些与患者建立关系的方法以及谈话的方式对患者进行诊断的基本技巧
9	与患者共同制订治疗计划的技能	介绍患者参与制订治疗计划的重要性，并介绍一些在诊疗及治疗计划制订方面与患者达成共识的技能

续表

序号	培训模块	培训内容
10	危机情境下的沟通能力	介绍如何有效地在危急情境中沟通，了解人们在危急情境中的需要，如何在沟通中避免过度反应，克服自己的恐惧心理给自己及患者造成一种安全的技巧能力
11	向患者告知坏消息的艺术	了解告知坏消息困难的原因，介绍实用的告知坏消息的技能
12	学会对付不易对付的患者	分析一些患者不容易应付的原因，让医师试着与患者建立联系，学习一些应对典型困难患者的方法，并知道在需要的时候向别人寻求帮助
13	个人管理技能与团队合作	体会团队合作对医师工作的重要性，介绍团队合作的技能
14	处理人际关系的能力	培养医师化解矛盾的技能，了解帮助其有效化解人际冲突，从而提高工作效益与个人身心健康
15	医师社会化技能	医师公开演讲、社交能力、个人潜能开发、医师礼仪、家庭—社会责任感方面的技能
16	团队的管理艺术	医师在临时性组成的团队治疗小组中，如何承担团队领袖的任务，发挥领袖作用
17	医疗机构项目管理	介绍一些关于项目管理的基本概念与技能，帮助医师在日常工作中有条不紊地进行多个项目的管理实施
18	问题解决及决策的基本步骤	培养医师面临医疗问题时解决、决策能力。明白什么是情境分析、问题分析、决策分析、问题预防，帮助医师了解自己的决策风格
19	现代医师综合竞争力	学习患者心理学，患者医疗信息管理的知识，培养有效地进行专业客户管理的能力
20	计算机技术与临床应用	掌握计算机技术，会使用计算机网络进行医学研究、医学交流、国内外文献检索等
21	医师执业英语	为医师提供高质量的整体英语培训方案，有效提高医师在实际工作中的英语沟通能力
22	系统性思维	培养医师系统分析的能力，助力医疗机构发展
23	人力资本战略规划	介绍人力资本的基本理论及人力资本管理机制，帮助医疗机构人力资本的有效管理
24	机构变革管理	介绍如何理解与应付医务人员对于变革的抵制心理，有技巧地改变医务人员的工作习惯与文化
25	领导力	介绍一些在医疗结构流行的领导力理论，帮助医师了解自己的领导风格，懂得在不同的情境中灵活运用不同的风格
26	现代医疗管理综合竞争力	研究现代医学模式发展、现代医院管理知识、国际化经营、医疗市场营销和医院产业化理论，成为既懂医学又懂管理的专业化人才
27	临床医学中的卫生经济学	有一定的经济学理论，为机构发展服务

　　虽然中国医师协会的人文医学执业技能的培训模块非常系统和全面，但是在医

院的培训中不能完全照搬，一定要结合医院的客观实际，遵照医院的运行规律，全面考虑在医院实施的可行性、参与度等，以医务人员医学人文胜任力为导向，旨在提高医务人员依法执业、人文关怀、医患沟通、环境调适、危机管理等实操能力，因此，建立符合临床实际的医学人文培训课程体系，需要认真分析和诊断之后进行系统规划。主要可以归纳为以下几个模块。

1）依法执业模块：依法执业是医务人员的底线，行业规范和禁令是红线，医院执业的医务人员首先应该遵守法律、法规、诊疗技术规范，严守行业底线，这是规范执业的起码要求，是医师医学人文能力中最基本的能力，居于医学人文能力的最底层面。所以医务人员人文执业能力培训的基础模块应该是依法执业能力的培训。这也符合依法治国的时代要求，也是医患权利、义务得以实现的有力保障。依法行医是每个医务人员基本的职业需要，也是防止医患法律纠纷的必然要求。

在这个培训模块，首先要树立医务人员的法律意识，明确依法执业和医疗活动、医疗行为之间的关系。首先以不违法、不触犯法律为基本出发点，但不能停留在这一层面。要培养医务人员在不违法的前提下，认识和理解所处医疗环境、患者个体特性的条件，在法律允许的范围内，尽力帮助患者的意识和能力。避免因受医患关系、患者因素的影响，而产生"矫枉过正、明哲自保"的情况，这和医学人文的初衷是相悖的。

2）人文关怀模块：人文关怀是医务人员将人文照护、人文医疗落实在医疗活动中的具体体现，是医学人文执业能力的核心。不同于法律层面能力的一致性要求，人文关怀的能力因医务人员对人文精神领悟的高低而呈现出不同的差异。人文关怀不是与生俱来的，但是和医务人员的性格、气质、经历等因素有着非常密切的关系，在这一模块的内容设置中，要注意结合医院的文化，形成医院人文服务的有益环境，充分发挥精神文化对医务人员的价值指引与行为向导作用，通过医院文化的稳定性与引领性，对医务人员进行耳濡目染、潜移默化的熏陶。使优秀的医院文化传递积极的价值，提升医务人员的人文素养，激发医务人员的职业价值，促使医务人员在意识形态层面对人文精神的追求。

这一模块，在认知层面要着重培养医务人员人文感知力，倡导尊重患者的理念，教育和激励医务人员保持对生命的敬畏，在医治过程始终能保持对患者的理解和共情；在实践层面，要着重培养医务人员践行"以患者为中心"，将人文元素融于高度技术化的医学实践中的能力。在临床实践中推动医学人文的回归，这也是人文关怀其最重要、最鲜明、最根本的特征。

3）医患沟通模块：医患沟通是医患双方为了治疗患者的疾病，满足患者的健康需求，在诊治疾病过程中进行的一种交流。医患之间的沟通不同于一般的人际沟通。患者生病就诊时，感受和正常人是有区别的，身体的痛苦伴随着焦虑、敏感、压力等，更需要医护人员的理解、关爱和体贴，所以医护人员的语言、表情、动作姿态、行为方式都会直接影响患者的心理感受，也会影响患者的治疗效果。因沟通不到位、不充分，甚至可能会产生医患纠纷。所以，在医疗活动中，医务人员必须充分理解医患沟通的重要性，用心沟通，掌握沟通技巧，站在病患的立场上思考和处理问题。

这一模块，主要培训医师基于对患者的同情、怜悯和关爱之心的沟通技巧和协作能力，打造医务人员亲和力，要让医务人员在重视医疗技术提高的同时，重视沟通软实力的提高。在内容设置不能偏理论，要结合临床增加具有可操作性，从医务人员的沟通能力、语言沟通技巧、非语言沟通技巧等入手，培训医务人员沟通的方法和手段。设置医患沟通常规场景和特殊场景不同模块的沟通培训内容，通过案例呈现及实践演练，增加医务人员与患者共情、沟通以及处理医患沟通冲突的能力。

4）环境调适模块：医务工作者是在高科技、高情感、高风险环境中的从业人员，医务人员要有正确认识执业环境、适应执业环境、调整因环境和压力带来的不良心理压力的能力。最典型的就是要有走出职业倦怠的能力。有国内研究显示，医务人员职业倦怠已超过半数，达到52.4%，由于工作超负荷、角色模糊、角色冲突等原因，导致医务人员产生倦怠感，特别是情绪衰竭的情况时有发生。医务人员情感衰竭或情绪低落，会导致他们以防御性应对方式，对待外界的人和事，以减少情感投入，甚至会产生一系列的不良行为，如敷衍、冷漠，这特别不利于医务人员的健康，对患者的就医感受和医疗服务也会产生直接的不良影响。

所以，医务人员人文执业能力的培训，应该从医务人员的角度出发，培养他们正确认识职业倦怠，善于调节心理状态的能力。引导医务人员在工作中善于排解压力，调试不良心理状况：通过专业知识和技能的提升，提高工作能力；通过良好的人际关系处理，打开心扉，沟通交流，提高解决具体问题的能力；理性认识自身职业的特殊性和自身能力的局限之间的矛盾，以积极的心态面对职业生涯中的困难和压力的能力；通过培养广泛的兴趣、爱好，提高自身生活情趣和自我调节的能力。

4.2.3　医学人文能力培训方式与方法

医务人员在正式进入医院前，已经接受了比较系统的医学人文理论培训，国内大多数医学院校会通过课堂教学和专题讲解、团体训练、专题讨论和经验交流、观看视频等方法提高医学生对人文素养教育重要性的认识。但是，医学人文执业能力并不是对理论知识的被动吸纳，而是医学人文"内化"为个体自觉自愿的过程。所以，医院医学人文能力的培训，重点应该是如何践行医学人文精神，将医学人文知识和医疗实践活动结合起来，让医学人文思想内化于心，外化于行，为广大患者提供更人性、更有温度的医疗服务。在方法上应该侧重于实践，实践为主、理论为辅。培训方式可采取定期和不定期培训两种方式，具体可参考以下方法。

1．参与式培训方法

"参与式方法"指的是那些能够使个体参与到群体活动中与其他个体合作学习的方法。没有固定形式，培训实施者可以根据自己的需要和条件创造性地运用不同的教学形式，核心是培训对象积极参与和投入到培训的每一个环节。形式灵活多样，比较适合医院快节奏的客观实际。通常使用的方法有：小组讨论、案例分析、观看视频、角色扮演、方案设计、相互访谈辩论、小讲座以及其他根据培训内容而设计的游戏和练习。培训的开展分为以下几个环节：

1）确定培训计划。

2）确定培训目标，讲解有关知识和原理，组建参与培训的团队。

3）培训对象按照培训目标，在规定时间内完成学习和活动任务，进行反思总结。

4）培训对象报告学习或工作成果，对参与过程中发现的问题，开展小组讨论。

5）培训实施者总结，强化关键理论、原理，指导培训对象对于问题的进一步认识和探索。

2．举办专题培训训练营

针对医学人文执业能力的不同模块，开办训练营，对医务人员进行系统的理论培训和实操演练。训练营类似于短期的培训班，可以系统、精准地帮助医务人员提高医学人文各模块的能力，帮助他们解决在实际工作遇到的困难。目前，社会上很多的专业培训机构都在采用这种培训方式，给需要提升相关模块能力的人们提供培训和学习的机会。医院有天然的人力资源优势，可以借鉴院外的模式，在院内开设专题模块的训练营，指导医院员工的医学人文执业能力提升。开设训练营要把握以下几个关键环节：

1）确定培训对象和培训主题。

2）组建专业、高质量的培训讲师。

3）精准设置培训课程，保证课程质量。

4）打磨培训形式，吸引学员全情投入，确保培训效果。

3.以活动为载体的培训

这种方式从严格意义上来讲，应该归为医学人文实践活动，但是活动的目的与医学人文执业能力的培训目的一致，因此也可以作为医院提高医务人员人文执业能力的借鉴。例如，举办"人文医者"评选活动，按照医务人员医学人文素养的具体要求，在医院遴选先进典型，再通过表彰、人文医者成长专题报告会等活动形式，树立学习标杆，明确医学人文的目标，激励医务人员重视并不断提高自身人文素养。此外积极鼓励医务人员参与"国医大师""中国好医师""中国好护士""健康行业十大风云人物""白求恩奖章""全国劳动模范""全国优秀共产党员""全国道德模范"等先进典型申报，彰显优秀医者的特质，弘扬素质文化，让文化起到潜移默化的作用。

4.拓展训练的方法

这种培训方法主要适用于医务人员环境调试能力的培训和打造团队精神。具体是利用团队建设类的培训，进行员工情绪管理、压力舒缓、团队项目管理等。做好这种培训的关键是每一次团队建设后的总结，要有培训者引导大家展开讨论反思，让训练真正联系实际，起到实效。

总之，培训方法的选择可以根据医院的实际情况而定，但是要把握将医学人文从理论知识融入临床并成为一种具有个体性的实践活动这一原则。在这一原则的指导下，鼓励创新模式，激发培训效能。

4.2.4　医学人文能力培训的效果评估

医学人文能力培训的效果评估是在对医务人员完成培训任务后，对培训计划是否完成或达到培训效果进行的评价、衡量。内容包括对培训设计、培训内容以及培训效果的评价。通常采用对培训对象反应、学习、行为、结果四类基本培训成果或效益的衡量来测定。

评价实施时，在方法选择上可以参考柯克帕特里克四层次模型来进行效果评估。分层次、全方位对培训的组织、实施、结果进行评价（表 4-2）。

表 4-2　四层次模型效果评估

层次	评估内容描述	评估方法
反应层	医务人员对培训环境、培训实施者和培训课程等内容的整体组织情况的反应或者满意度	问卷调查
学习层	医务人员对培训内容的把握程度	笔试、考试
行为层	医务人员培训前后在岗位工作中的变化，即对将医疗和人文进行融合，为患者提供人文医疗服务的效果	服务对象满意度评价，同事、领导评价，第三方社会评价等
结果层	是否对医院的绩效有所贡献	减少医患纠纷率、提升医疗服务质量等

评价方法的选择，给培训效果评价提供了操作的思路，培训效果如何，还要通过培训对象知识、理念、情感、技能等方面的改变或提高来进行权衡。

1．认知成果

用来衡量医务人员对医学人文的理论和技术的熟悉程度。用来检验医务人员从培训中学到了什么，一般应用测试、问卷等来评估认知成果。

1）医学职业素养认同问卷：针对医者应具备的人文的素养设计问卷：例如针对医者的角色认知和医学职业精神，设计问卷，评价医务人员对从医的初衷，学术专业道德经济等方面的追求的有无更深刻的认识；针对医学职业精神（使命感）设计问卷，评价新时期医学职业精神（敬佑生命、救死扶伤、甘于奉献、大爱无疆）的认知、认同、理解、践行等。

2）医学人文知识测试问卷：如共情能力、沟通能力、服务意识、关怀（照顾）

能力、反思能力、人文阅读能力等，评估培训对象的人文知识和技能的掌握情况，如果此测试没有明显的提高，则医学人文能力培训效果不佳，需要进一步研究和改进培训方案。

2. 技能成果

用来评估在临床实践中应用医学人文的知识，解决问题、指导行为方式的水平，包括技能的获得与学习及技能在工作中的应用两个方面。

现场（情景）测评法

王一方教授在《临床人文胜任力的价值意涵、实践路径与测评》中提出的标准化患者（standardized patients，SP）与 OSCE，为技能成果的测评提供了很好的思路。通过技术—人文双轨的标准化场景的角色扮演，对医务人员技术、技能与人文素养、价值观进行同步考核。

不同于专家面试与访谈的主题偏向人格、价值观，测评境遇居高临下，标准化患者作为 OSCE 测评的对象，具有平视、交互、操作性的特点，不仅能够准确、细微地描摹培训对象的临床技能，还能测试其人文素养，并给予建设性的反馈，提出具体的改进措施，并导入标准的操作范式，促进培训对象自我反思、自我修正。具体的操作是通过模拟患者，提供医务人员（培训对象）沟通技能及临床检查技巧训练教学评鉴工具。始于 1963 年，由芭劳斯（Howard S. Barrows）教授所创，首先在美国南加州大学医学院推行，后来逐渐融入临床人文素养的考评内容。

3. 情感成果

包括态度和动机在内的成果。主要是评价培训内容对培训对象（医务人员）情感认知方面的作用。具体的评价方法是在培训前收集未接受培训的医务人员个体对医学人文知识技能所持态度的各项数据，培训后，再收集相同个体的数据。通过前后收集到的数据进行对比，直观地反映出接受培训后给该个体所带来的影响，以此来评价培训效果。指标可包含医学人文认同度、执业价值认同度、责任感等主观态度。

此外、第三方满意度调查、国家公立医院绩效考核满意度调查等，也可以作为医院进行医务人员医学人文执业能力培训的效果评估的依据。

4.2.5　医学人文能力培训的实践案例

医患沟通的重要性是不言而喻的，西安交通大学第一附属医院结合实际情况，对院内投诉纠纷进行了分析，发现由于非技术性因素导致的投诉纠纷占到近 8 成，其中，医患沟通不到位、医患沟通不通畅导致的医疗服务投诉和医疗纠纷占有很大比例。医疗活动中存在着比较严重的医患沟通问题，成为影响医患关系、妨碍医疗工作正常进行的一个重要因素。

为此，医院以加强医患沟通为切入点，紧密围绕医院发展和中心工作，全院一盘棋，开展了"促进医患沟通"专项工作，确立了《西安交通大学第一附属医院"促进医患沟通"专项工作实施方案》，明确培训计划、培训要求和培训安排，按照方案要求，进行培训活动的启动、调研诊断、确定培训方式内容、跟踪效果评价等。

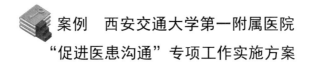

案例　西安交通大学第一附属医院
"促进医患沟通"专项工作实施方案

加强医患沟通对于提升医院品牌，树立医院形象，增强医院核心竞争力，构建和谐医院，提高医疗质量，有效减少医疗纠纷具有重要的现实意义。为了进一步落实医院党委五项重点工作之一——抓服务水平的提高，规范服务行为，加强文化建设，提升服务品牌，特开展"促进医患沟通"专项工作。

一、指导思想

"促进医患沟通"专项工作坚持以人为本的科学发展观，深入贯彻"以患者为中心"的服务理念，探索人文管理与构建和谐医院的实践，倡导医疗服务活动中注重人文医学执业技能的提升。在具体工作中，要坚持以查找问题为先导、以正面建树、宣传教育为主导的工作思路，在立足实际、借鉴经验的基础上创新性开展工作，以培训为重点提高医务人员与患者的沟通能力，以"尊重患者，关爱生命"为行为准则，培养良好的职业道德，融洽医患关系，营造和谐的医疗环境，促进我院医疗卫生事业的可持续发展。

二、工作目标

1. 树立医患沟通理念，增强医务人员医患沟通意识。通过培训和具体活动的开展，转变医务人员不重视沟通和不及时沟通的观念，营造人人重视医患沟通，关注医患沟通的氛围。

2. 制订员工医患沟通的规范要求，逐步建立医患沟通管理的长效机制。

3. 有效遏制医患沟通不当导致的医疗服务投诉比例，提高医疗服务质量。

三、组织及分工

1. 院行风建设领导小组是促进医患沟通专项工作的领导组织机构，指导、决策专项工作的实施。

2. 院行风建设领导小组办公室作为专项工作的牵头部门，组织、协调专项工作方案的实施。

3. 医务部、护理部、门诊部、院办、人力资源部、党办、宣传中心、工会、团委等职能部门是专项工作的组织和实施者，按职能分工做好具体工作。

4. 各临床、医技科室主任负责本单位医患沟通的管理和专项工作的开展，组织本单位员工积极参与促进医患沟通专项工作。

四、具体实施安排

（一）前期准备

1. 制订专项工作实施方案，召开医患沟通专项工作小组会议讨论，经医院审议后下发文件。

2. 收集资料。

①行业风气建设办公室、医务部、护理部、门诊部等职能部门回顾分析近年来由于医患沟通不当导致的投诉资料、典型案例；分析案例，查找在医患沟通方面存在的主要问题。②收集、了解有关院外、媒体对医患沟通的探讨。

3. 设计医患沟通专项活动标识。

（二）启动宣传

1. 召开"促进医患沟通"动员大会。组织科主任、支部书记、护士长等科室管理干部，召开专项工作动员会，明确工作重点和实施措施，安排部署，营造氛围，争取相关部门、科室的大力支持和参与。

2. 开展征文、征集语录和演讲活动。以"我说沟通"或"医患沟通大家谈"为题，以党、团支部为主要力量，组织征文、征集语录活动。评选优秀文章和语录，给予奖励，刊登网络、院报上，营造教育氛围，搭建交流平台。以工会部门为单位举办"医患沟通"演讲赛。

3. 在医院网站设置"医患沟通"专题栏目。

4. 制作医患沟通系列宣传牌，选择医疗服务区域悬挂。

5. 借助院内多种宣传途径，宣传医患沟通的必要性和重要性。

（三）调研诊断、编制教材

1. 组织"医患沟通现状调研和诊断"。以调查问卷、访谈、座谈等形式对我院当前医患沟通现状、存在问题进行调研，形成调研诊断报告，为培训、教育奠定基础。

2. 编制医患沟通服务手册。

内容包括：医患沟通制度，医患沟通的环节、内容、标准，医患沟通技巧，常用用语，人际沟通格言等。

3. 编制医患沟通专题光盘。

确定5~7个主题，设计内容，选择主讲人员，录制内容精练、有教育意义的医患沟通专题光盘。

（四）系列培训、转变观念

培训工作分两个层面组织实施。

● 院级层面：

1. 管理者培训。组织"如何加强医患沟通"专题讲座。利用业余时间，邀请医院管理专家面向医疗、医技科室管理人员（科主任、支部书记、护士长、管理助理等）作专题讲座。

2. 医师培训。由经验丰富的医师或外请专家结合医疗服务实际"现身说法"，各科室按医师比例选派人员参加培训。受训人员受训后，各科室须安排其与本科室医师交流受训内容。

3. 护士培训。由经验丰富的护理人员或外请专家结合医疗服务实际"现身说法"，各科室按护士比例选派人员参加培训。受训人员受训后，各科室须安排其与本科室护理人员交流受训内容。

● 科级层面：

1. 行业风气建设办公室、医务部、护理部等主要职能部门有针对性地深入医疗服务科室，开展医患沟通专题培训活动（要求参训人员包括在职、聘用、进修、实习、临床研究等与患者接触的所有人员）。

2. 向临床、医技科室发送医患沟通服务手册和医患沟通专题光盘。由各科室结合实际组织专题学习、教育活动，并做好记录，宣传、反馈学习、教育活动的情况。

3. 各科室结合案例分析本科室在医患沟通方面存在的实际问题，根据院方医患沟通制度，制订本科室医患沟通流程、实施细则等管理制度，反馈院方后在日常医疗工作中执行、落实。

4. 各党支部配合科室开展工作，围绕"加强医患沟通，提高服务质量"，密切联系实际，开展形式多样、针对性强的支部活动，如："医患沟通"系列讲座，"医疗纠纷案例分析会""加强医患沟通"座谈会，"医患沟通之我见"讨论会，采取"医患沟通新举措"等。

（一）开展具体活动

1. 以"沟通你我他，理解靠大家"为主题开展倡议活动。倡议书面向医务人员和患者两大群体：一是主动接受服务对象的监督，向患者宣传医患沟通的内容；二是引导患者正确理解医疗工作特殊性，医患双方共同构建和谐的医患关系。

2. 开展"医患沟通——病历质量活动月"检查、评比活动。主要围绕规范书面沟通、规范病历中的医患沟通环节、内容等，加强检查和督导（表4-3）。

表4-3 "促进医患沟通"专项工作任务分解

工作阶段	工作内容	责任部门	时间要求
准备阶段	1. 制订、讨论、印发专项工作实施方案	院行风建设领导小组	4月
	2. 收集资料，回顾分析近年来由于医患沟通不当导致的投诉资料、案例，查找医患沟通方面主要问题	行业风气建设办公室、医务部、护理部、门诊部等	4月
	3. 设计医患沟通专项活动标识	行业风气建设办公室	4月

续表

工作阶段	工作内容	责任部门	时间要求
启动宣传 阶段	1. 召开"促进医患沟通"专项工作动员大会	院行风建设领导小组	5月
	2. 开展"医患沟通"征文、征集语录和演讲比赛活动	党办、工会、团委	6、7月
	3. 在医院网站设置"医患沟通"专题栏目	行业风气建设办公室、宣传中心	5月
	4. 制作医患沟通系列宣传牌	行业风气建设办公室、宣传中心 总务科	5月
调研诊断、 编制教 材阶段	1. 组织"医患沟通现状调研和诊断"	行业风气建设办公室、医务部、护理部、门诊部	5月
	2. 编制医患沟通服务手册	行业风气建设办公室、宣传中心 医务部、护理部、门诊部	6月
	3. 编制医患沟通专题光盘	行业风气建设办公室、宣传中心 医务部、护理部、门诊部	6月
系列培训、 转变观 念阶段	1. 制订具体的医患沟通培训计划	行业风气建设办公室 人力资源部等	6月
	2. 分层、分类组织"加强医患沟通"专题讲座、培训（院级层面）	行业风气建设办公室、人力资源部、医务部、护理部等	7—10月
	3. 深入医疗服务科室，进行医患沟通专题培训	行业风气建设办公室、医务部、护理部；相关医疗科室	8—10月
	4. 发送医患沟通服务手册和医患沟通专题教育片光盘。各科室结合实际情况组织专题学习、教育活动	各临床、医技科室	8—10月
	5. 制订本科室医患沟通实施细则、流程等详细内容	各临床、医技科室	9月
	6. 各党支部围绕"加强医患沟通"开展支部活动	党办、各临床、医技科室党支部	7、8月
具体活动 实施 阶段	1. 开展"沟通你我他，理解靠大家"主题倡议活动	行业风气建设办公室	9月
	2. 开展"医患沟通——病历质量活动月"检查、评比活动	医务部	10月
	3. 围绕医患沟通工作重点，有针对性地开展"人文关怀活动""沟通技巧交流""医疗服务投诉分析""管理者沟通技能提升""医患沟通模范"等活动	各医疗、医技科室	10、11月

工作阶段	工作内容	责任部门	时间要求
考核评价 阶段	1. 制订"促进医患沟通"专项工作实施情况考核记录表	行业风气建设办公室	4 月
	2. 在文明服务检查中将医患沟通情况作为调查重点之一	院行风建设领导小组	定期
	3. 在社会监督员工作和患者满意度调查中，进行关于医患沟通情况的调查	行业风气建设办公室	日常工作
	4. 建立关于医患沟通管理的考核指标，纳入医院对科室的绩效考核中	人力资源部	日常工作
	5. 年终以医患沟通专项工作为重点召开行风建设讲评大会	院行风建设领导小组	12 月

3. 各医疗、医技科室在参与组织医患沟通培训的基础上，围绕医患沟通工作重点，有针对性、选择性地开展"人文关怀活动""沟通技巧交流""医疗服务投诉分析""管理者沟通技能提升""医患沟通模范"等活动，与医院、科室的专项管理工作形成互动，拓展院、科两级医患沟通培训的效应。

（二）考核评价

在做好医患沟通教育和培训的基础上，要以"抓落实，重实效，严督察"为主，对实效进行控制和评价，探索建立医患沟通管理的长效机制。

1. 制订"促进医患沟通"专项工作实施情况考核表，对各科参加专项工作、活动组织、实施情况等进行记录，纳入年终考核评价中（表 4-4，表 4-5）。

表 4-4 "促进医患沟通"调研问卷

为有针对性地开展"促进医患沟通"专项工作，更好地服务于医疗一线，特进行有关医患沟通的调研，希望了解员工的真实意见和看法。

本次问卷以我院职工为调查对象，采用无记名调查。请您在百忙之中抽出 10 分钟回答下面的问题，这对加强医患沟通管理、进行医患沟通培训将有极大的帮助，非常感谢您的支持与配合！

请在您的选项上划 √ 。

您的性别： ①男 ②女

年龄： ① 18～29，② 30～39，③ 40～49，④ 50～60，⑤ 60 以上

职务： ①院级领导，②职能科室正副主任，③临床科室正副主任，
④辅助科室正副主任，⑤护士长，⑥普通员工，⑦进修人员

职称： ①正高职称，②副高职称，③中级职称，④初级职称，⑤未定级，

工作性质： ①医师，②护士，③辅助科室，④行政人员，⑤后勤人员，
⑥其他

学历： ①高中及以下，②大专及本科，③硕士，④博士及以上

评分标准

```
        1        2        3        4        5
  ───────────────────────────────────────────────▶
  非常不同意   不同意    一般同意   非常同意
```

1. 请对本院医护人员服务态度评分（最高为 5 分）。　　　　1　2　3　4　5

2. 你认为你的日常工作是否代表了医院的形象？是□否□不知道□
   如果是，请对自己的重要程度评分（非常重要为 5 分）。　1　2　3　4　5

3. 你认为医院需要加强医患沟通管理吗？（非常需要为 5 分）　1　2　3　4　5

4. 你对我院的医患沟通制度知晓程度如何？（非常熟悉为 5 分）1　2　3　4　5

5. 通常，你与患者的关系相处得是否和谐？请对和谐程度评分。

   （非常和谐为 5 分）　1　2　3　4　5

6. 与患者或家属沟通中遇到障碍时，你通常会怎样处理？（请单选）
   A 采取策略，坚持与患方继续沟通。
   B 寻求同事帮助，继续与患方沟通。
   C 放弃，不再与患方沟通。

7. 你与患者的沟通遇到困难，报告上级或上级知道后，你的上级是否与你一
道解决？

   　　　　　　　　　　　　　　　　　　　　　　是□否□不知道□

8. 在与患者或家属沟通前，您通常会在思想上做预先准备吗？（例如用几秒
钟提醒自己整理思绪，准备开始沟通。）　　　　　　　是□否□不知道□

9. 你认为"医患沟通不通畅"是导致患者不满意的重要因素之一吗？

   　　　　　　　　　　　　　　　　　　　　　　是□否□不知道□

10. 你认为在医患沟通中起主导作用的是哪一方？（请单选）

A 医师、护士，B 患者、家属，C 医患双方都起主导作用。

11. 关于医学科学精神和医学人文精神，您认同以下哪一种说法？（请单选）

A 医务人员只需要专注于医学知识和技术，不需要重视医学人文精神。

B 在专注于医学知识和技术的同时，条件允许下可以重视医学人文精神的发展。

C 医务人员不仅要专注于医学知识和技术，还必须具有较强的人文素质。

12. 请对以下陈述思考片刻，判断其说法是否正确。（正确的打"√"，错误的打"×"）

A 沟通能力是由天生的性格决定的，后天学习很难改变。

B 沟通能力受先天因素影响，但后天的学习对提高沟通技能有显著作用。

C 医护人员每天都与患者沟通，所以沟通能力会随着经验的积累慢慢地提高。

D 医护人员每天接待的患者太多，根本没有时间与他们进行很好的沟通。

13. 以下关于有效医患沟通作用的表述，你认可的是：（可多选）

A 有助于提高医疗效果。

B 会增加医务人员自己的满意度。

C 会增加患者的满意度。

D 会降低医务人员被投诉甚至被人身攻击的可能性。

14. 若进行医患沟通培训，你最乐于接受哪种方式？请按接受程度排序：

A 专题讲座，B 案例分析，C 角色扮演，D 经验分享，E 小组讨论。

15. 医患沟通中，你最需要有效把握的是哪方面？请按需要程度排序：

A 沟通的时间，B 沟通的内容，C 沟通的方法，D 沟通的技巧

16. 在医患沟通五种基本能力中，你最需要了解和掌握的是哪一种？请按需要程度排序：

A 职业化的态度与服务能力，B 非语言表达与解读能力，C 主动倾听能力，

D 口头表达能力，E 谈判与化解冲突的能力

关于"促进医患沟通"专项工作，您最想说的话是：

再次感谢您的支持与配合！祝您心情愉快！

表4-5 "促进医患沟通"专项工作考核细则

科室：

项目	内容	分值	评分说明	办法	得分
组织动员情况（20分）	科室管理者参加"促进医患沟通"专项工作动员大会	3	科主任、支部书记、护士长有1人未参会扣1分	查阅签到册	
	传达"促进医患沟通"专项工作动员会；讨论、部署本单位如何做好专项工作	7	未传达扣3分；没有讨论、部署专项工作扣4分	查阅会议记录	
	参加"医患沟通"征文、征集寄语活动	10	科主任不支持的扣5分；没有职工参加的扣5分	实际调查	
培训学习情况（30分）	科室管理人员按时参加院方组织的"医患沟通培训"	5	科室管理人员有1人未参加扣1分	查阅签到册	
	组织医师参加院方"医患沟通培训"，并交流受训内容	7	未按要求人数组织人员参加的少1人扣1分；科内没有组织交流培训内容的扣2分	查阅签到册	
	组织护士参加院方"医患沟通培训"，并交流受训内容	7	未按要求人数组织人员参加的少1人扣1分；科内没有组织交流培训内容的扣2分	查记录走访	
	各科室结合实际组织专题学习、教育活动，分析案例，培训医护人员，做好记录和宣传工作	11	没有开展学习、教育活动的扣11分；教育方法简单、效果不好的扣5分；不能及时做好专项工作开展情况的扣2分	查记录走访 查阅记录现场调查	
查找问题制度建设情况（30分）	查找、分析本科在医患沟通管理方面存在的实际问题	10	没有查找、分析问题的扣10分；查找、分析问题不细致扣5分；没有文字材料扣2分	查阅资料	
	根据查找出的实际问题，结合查找出的医患沟通制度，制订本科室医患沟通实施细则、流程等管理制度，探索长效机制，在日常医疗工作中执行落实和完善	20	没有制订医患沟通实施细则等管理制度的扣20分；管理制度不具体、医患沟通流程不清晰的扣5分	查阅资料现场调查	
优质服务提升管理情况（20分）	参加"沟通你我他、理解靠大家"主题倡议活动，主动与患者加强沟通、增进信任	5	不能积极开展的扣5分	现场调查	
	围绕"医患沟通"，检查病历质量，病历文书中关于医患沟通的内容记录规范	5	病历文书医患沟通内容记录不规范的，扣10分，一个问题扣1分	抽查病历	
	围绕医患沟通，有针对性地组织开展优质服务，加强医患沟通管理等具体活动，收到一定成效	10	不能结合实际开展活动的，扣10分；开展活动力度不大、效果不好的扣5分	查阅资料、调查走访	
综合得分					
说明	1. 院行风建设领导小组负责"促进医患沟通"专项工作的考核，采用日常工作的考核。2. 考核为百分制，其中扣分分值以该项目规定分值为限。3. 考核结果综合得分低于80分为不合格单位，且须补课，限期加强医患沟通管理		采用日常检查、随机抽查、定期考核等方式		

2. 医院院行风建设领导小组定期检查各科室对医患沟通专项工作的实施情况，了解医务人员对医患沟通专项工作的反映，调查患者对医患沟通的真实感受。

3. 发挥院聘社会监督员作用，来院明察暗访医患沟通情况；在患者满意度调查中增加关于医患沟通情况的调查。

4. 建立关于医患沟通管理的考核指标，纳入医院对科室的绩效考核中，探索加强医患沟通的长效机制。

5. 年终举行全院医德医风讲评大会，突出医患沟通，评选专项工作先进单位；评析因医患沟通导致的医疗纠纷，分析产生原因，提出改进措施。

五、工作要求

1. 领导重视，全力支持。

"促进医患沟通"有利于构建和谐的医患关系和我院医疗卫生事业的持续健康发展，院、科两级管理者应高度重视此项工作，在遇到问题或阻力时要能够从利于推进管理的角度决策，全力支持医患沟通工作的落实。

2. 共同参与，密切配合。

"促进医患沟通"是一项跨职能、跨部门、涉及多个科室管理和医疗业务运行的较繁杂工作。"医患沟通"管理工作要紧密围绕医疗中心任务，结合我院实际，作为加强医院内涵建设的内容之一，需要相关职能部门和全院各临床、医技科室共同配合，协调统一，形成教育宣传、规范行为、监督管理的工作合力。

3. 正面宣传，强化教育。

专项工作要坚持以正面宣传、教育为主导，贯彻落实我院医患沟通制度，培养医务人员医患沟通的意识和技能，增强为患者服务的思想意识，逐步规范医务人员与患者沟通的行为。

4. 全程督导，注重实效。

医患沟通管理的各项工作要与日常工作相结合，职能管理部门要加强对培训、教育等活动的督导，各科室在业务工作中要着重抓好医患沟通制度的执行。同时，加强监督管理措施，让医患沟通专项工作收到实效，真正体现管理为医疗工作服务的效能。

附　"促进医患沟通"专项调研诊断方案

一、调研目的

坚持以问题为导向的指导思想，通过调研获取有关"医患沟通"问题的背景资料，发现目前我院在"医患沟通管理、医患沟通实践"中存在的问题，掌握现实需要，为制订具有针对性、可操作性的培训、教育等具体活动方案奠定坚实的基础。

二、调查对象

我院医疗服务人员。

三、调研项目

我院医务人员医患沟通现状以及存在的问题。

四、调研方式和方法

1. 行业风气建设办公室（简称行风办）、医务部、护理部、门诊部等职能部门回顾分析近年来由于医患沟通不当导致的投诉资料、典型案例；分析案例，查找在医患沟通方面（沟通意识、沟通内容、沟通技巧等）存在的主要问题。

2. 组织进行"医患沟通现状调研和诊断"。

（1）针对医院中层管理人员和一线医务人员分别设计调查问卷，采用问卷法进行调查。

（2）召开医师、护士座谈会，访谈我院当前医患沟通现状，个人在沟通方面存在的困难等。

五、研究分析

对调查问卷进行数据统计、处理，结合访谈加以分析，形成调研报告。

六、调研组织计划

行业风气建设办公室负责调研的安排、实施；医务部、护理部负责召集调研对象，召开小型座谈会。

七、调研预算（略）

八、附录

1. 调查问卷
2. 座谈会提纲

关于"医患沟通"工作护士长座谈会提纲

1. 本科室医患沟通的现状如何？从实际工作来看，科室的医务人员是不是重视到医患沟通在医疗服务中的重要性和必要性？哪一个层次的人员还不重视医患沟通？

2. 在护理工作中，关于护患沟通有什么看法和意见？

3. 本科室医护之间的沟通存在什么问题？就如何做好医护之间的沟通谈谈您的意见。

4. 今年医院将组织一次对护士沟通能力的培训，请您谈谈对本次培训的具体要求和希望。

为确保"促进医患沟通"专项工作落到实处，引入检查考核机制，对各医疗、医技科室参与专项教育活动的组织动员、培训学习、查找问题制度建设、优质服务提升管理等方面制订考核细则并实施。

"促进医患沟通"专项教育活动通过从前期准备、启动宣传、调研诊断、系列培训、具体活动、考核评价六个阶段的全方位开展，增强了医务人员医患沟通意识，转变了医务人员不重视沟通和不及时沟通的观念。全院形成科室及职工普遍重视医患沟通，关注医患沟通的氛围。更为显著的是，有效遏制了医患沟通不当导致的医疗服务投诉比例，提高了医疗服务质量，患者满意率不断提高。"促进医患沟通"专项工作结束后，全院医患沟通不当导致的投诉下降了 17%，患者对医疗服务的综合满意率同比增加了 4.2%。同时也帮助医务人员学习了医患和谐的沟通技能，逐步掌握以患者为中心的沟通方法，提升了医疗服务中人文医学执业技能，与临床实践密切结合，更好地为患者提供了优质医疗服务。

（韩　真　和新颖）

第 5 章　医院职业化管理培训

我国医药卫生体制改革及医院管理的发展新趋势，对医院管理人员的素质水平和职业化程度提出了更高的要求。但由于目前我国医院管理人员的培训尚未进入规范化轨道，致使现行的医院管理队伍无法满足现代医院管理的实践性与创新性要求。医院的管理者面临着医院管理专业知识储备和管理实践水平的挑战，如何主动克服"本领恐慌"、更快适应公立医院改革发展需求、服务现代医院管理制度健全完善，成为医院事业发展中亟待解决的关键问题。

如何提升医院管理者的职业化管理水平，除了自身在工作实践中探索和总结之外，还需立足战略视角通过日益完善的专业培训予以支撑，从而促进其职业化水平提升。因此，必须加强医院管理人员培训，树立素质学习、科学学习及终身学习的理念，从而提高管理人员卫生政策研究分析能力及解决医院管理实际问题的综合能力。

5.1　培训助力医院职业化发展

随着市场经济不断发展，医院管理工作应逐步向着职业化迈进，并不断适应现代化建设发展的需求。因此，加强医院管理人员培训力度，并将其提升至一个全新的高度和层次，从而进一步提高医院管理水平。

医院的发展很大程度上取决于医院是否拥有高素质、高视野、高技能的管理者。医院管理者只有具备专业知识、管理技巧及领导能力，才能实施有效管理和获得管理效能。因此，医院需要管理方面的培训，建立切实可行的、适合医院实际的培训体系，将管理人员培训纳入到医院人才建设和文化建设上来。通过管理知识的培训和管理理念的培育，提高管理水平，营造文化引领，促进管理创新。

5.1.1　相关概念

1．职业化

职业化是社会分工的产物。所谓职业化，就是一种工作状态的标准化、规范化和制度化，即要求人们把社会或组织交代下来的岗位职责，专业地完成到最佳，准确履行好自己的工作职责。以国际通行的概念分析，职业化的内涵至少包括四个方面：一是优化人们的职业资质，追求"人事相宜"；二是保持人们的职业体能，达到"胜任愉快"；三是开发人们的职业意识，聚焦"创造绩效"；四是修养人们的职业道德，立足"适应市场"。

2．管理职业化

管理职业化概念的提出是改革开放之后，随着西方的管理思想和理念传入我国之后形成的，是为了解决我国企业管理中一定时期普遍存在的计划管理体制、经验管理、科学管理水平低的弊端，考察借鉴了西方企业管理提出的政策建议。管理职业化的特点包括高度专业化的、专职化的职业经理人和职业管理人员，科学的管理理念和管理手段，以及与之配套的考核奖惩手段、管理体制机制。李宏飞在其《职业化——21 世纪第一竞争力》书中，把职业化系统地分为个人职业化、团队职业化和管理职业化。指出团队职业化是由个人职业化组成的，管理职业化的使命就是将个人职业化转化为团队职业化最终转化为企业的生产力。

根据管理队伍涵盖范围，医院管理人员可分为广义上和狭义上的医院管理人员。狭义上的医院管理人员特指在医院职能管理岗位上从事管理工作的人员。广义上的医院管理人员除包含狭义上的管理人员外，还包括临床、医技、后勤等岗位从事业务管理的负责人。

医院管理队伍职业化包括两个内涵。一是基本内涵：包含专业化、专职化、制度化三个维度。专业化：即管理人员要掌握现代医院管理理论和专业技能，具备一定的医学专业基础，能够胜任医院管理的综合要求和特殊要求。专职化：即管理人员必须是专职或投入主要精力从事医院管理。制度化：即明确管理人员选育管用等与职业化建设相关的制度，包括从业资格、职称序列、考核、晋升、薪酬待遇等，能够为管理队伍职业化建设提供制度保障。二是发展内涵：指职业能力、职业知识、职业道德的形成与发展。

就医院管理队伍职业化而言，职业化的发展内涵包括四个方面：一是优化管理人员的职业资质，追求"人事相宜""人岗匹配"；二是保持管理人员的职业体能，达到"胜任愉快"；三是开发管理人员的职业意识，聚焦"创造绩效""追求卓越"；四是修养管理人员的职业道德，立足"适应市场""服务群众"。

3. 医院管理人才职业化定义

医院管理人才的职业化，是指医院管理人才在开展管理工作时是严格按照标准、规范和相关制度开展的，在工作中始终保持最良好的状态来达到最佳的效果。医院管理人才的职业化，需要管理人才的专业知识、专业技能、工作理念、逻辑思维以及心理状态都达到专业的标准。

5.1.2 医院职业化管理培训的现状

1. 医院管理人员队伍现状

中国医院的大部分管理者来自临床一线，有的还是从部队转业或从其他非管理专业调进来，缺乏医院管理的职业知识和技能的系统培训，大多数对经营管理理论及实践知之较少，综合素质有待提高。而医院的中高层管理者大多来自医疗技术骨干或学科带头人，他们的优势在于：一方面精通医疗专业、熟知医院的工作特点和工作流程，有利于医院学科建设和国际交流，但同样存在一定的弊端：例如大多没有经过系统管理知识培训，缺乏现代医院管理学、经济学、法律等管理理论知识，加之大多身兼数职，无暇学习研究管理，依靠经验管理和粗放经营，从而使医院的管理水平不高。经调查研究发现：我国目前约有 90% 的在职卫生管理人员未经过专业培训。

据林国红等对华东 5 省 1 市区域内 27 所医院院长典型样本调查资料显示：现任院长专业结构为：3.70% 曾从事公共卫生管理工作，14.81% 曾从事医政管理工作，81.48% 是由临床人员改行。对南方某市一所医院 577 名管理人员分层典型样本调查资料显示：在 175 名医疗行政管理人员中，本科以上学历仅占 29.71%，88% 的人员专业不对口；在 217 名医院后勤管理人员中，本科以上学历仅占 4.61%，48.85% 的人员专业不对口。

廖绮霞对广州市公立医院进行调查也发现，广州市医院院长职业化管理的专业化和专职化程度不高。周志楠的调查发现郑州市公立医院管理队伍也存在着医学背景占主体、"双肩挑现象普遍且缺乏职业化培训"的非职业化问题。此外，无医院管理职称、医院管理人员绩效考核评价不完善，专业教育和继续教育不规范等，都限制了医院管理队伍职业化建设。

2．医院管理人员职业化培训现状

我国卫生管理人才的培养严重滞后于卫生事业的发展，尤其是医院职业化管理者的培养。目前医院管理者主要以"业务型"为主，管理专业知识薄弱，平时从事管理工作的时间较少。

对安徽省某三级医院管理人员进行调研发现，参加职业化培训情况：35.9% 的人表示没参加过此类培训，分别有 25.0%、20.4%、18.8% 的人表示培训的频次为每年一次、每年两次、每年三次；对在岗职业化培训情况的评价：院领导、中层管理人员的满意度分别为 54.3%、48.6%。经统计学检验，两类人员的满意度相等，无统计学意义（$\chi^2 = 1.844$，$P = 0.764$）；职业化培训中的其他问题：存在一定的学用脱节、学用断层的问题；医院管理人员转岗率高；医院管理学历教育和医院管理相关继续教育对医院管理工作有帮助，但是，参加医院管理学历教育和医院管理相关继续教育比例低；学历教育、岗位培训等缺少，医院管理存在着经验管理。

原卫生部（现国家卫生健康委员会）在对 12 省市、75 个卫生机构的 4929 名卫生管理人员的现状进行了抽样调查，调查发现：医院管理人员的岗位培训和继续教育制度不完善，导致管理人员专业知识缺乏，业务素质不高。

在 2014 年河南省公立医院院长培训班上对 318 名医院院长进行问卷调查后发现：在被调查的医院院长中，仅有 70 人参加过 3 次以上的培训，68.7% 的人未参加过医院管理相关知识培训，其管理知识和技能主要来源于工作实践和经验，通过短期培训获得管理知识和技能的仅占 24.1%。

管理人员的专业化程度差强人意。从目前医院管理人员的学历结构看，由于就业后缺乏系统的管理学培训，其专业化程度，即掌握管理基本概念和工具、熟悉管理基本框架和理论、了解管理最新学科进展的程度不容乐观。面对医院运行中出现的问题，管理人员或者"有问题、没想法"或者"有想法、没办法"，结果通常都是采取经验式方法和手段，低水平重复导致了医院管理精细程度和创新能力长期落后于其他行业，而且差距渐大。近几年，无论是国家层面还是地区层面，医改新政层出不穷，管理人员对新名词、新要求"看不懂、跟不上"的现象越来越普遍。

随着医改工作的不断推进，医院管理方面对医院行政管理人员提出新的要求，而职业化能力不足的问题的出现，与医院行政管理人员未能有效掌握岗位所需的专业知识、职业素养和相关规范，在日常工作中又未能针对自身薄弱环节进行专业培训有关。在医院内部，中层以上管理者大多数由从事临床工作的医师、护士、技术员等业务骨干中选拔而来，具有行政管理或公共管理专业知识背景的比例较低，未接受过系统的医院管理专业教育，缺乏必备的管理理论储备。因此，医院行政管理人员在总体要求方面能够满足管理需要，但是对待新问题、新情况进行的系统性思考不足，从推进公立医院改革的更高要求看，仍然需要进一步提升能力素质。

管理专业知识系统培训则是提高专业化水平的第一步，管理人员只有通过系统培养才有望成为管理人才。医院管理者都或多或少参加过各种名义的管理专业培训。原卫生部（现国家卫生健康委员会）、行业协会、大学甚至不少咨询企业都参与其中，由于组织者众多又缺乏管理，导致培训课程和学制设计五花八门，参加学习人员普遍反映：培训内容多重复，覆盖面不全；主题较宽泛，集中度不足；知识更新慢，连续性不够。

因此公立医院管理人员职业化培训尚需加强。管理培训是医院管理干部完善知识结构和提高实践能力的有效途径。尤其对于没有管理背景的医院管理干部，培训是其达到专业化要求的主要途径。孙涛等人在对北京市公立医院管理人员职业化现状与分析中提到：大部分管理人员参加培训的形式以短期理论培训为主，累计时间不足 1 个月的占一半以上。这与当前国内多数医院的情况一致。需要重视医院管理者管理经验和能力的积累，应为他们提供有针对性的职业化培训。医院应当结合不同级别的管理人员需求，对参加培训的次数、时间、形式以及深度作出合理规划。

5.1.3　医院职业化管理培训的展望

21 世纪是知识社会、信息社会、更是竞争社会。医院要在竞争中生存，在竞争中发展，不仅要靠先进的医疗设备、高水平的医护技人才，更要靠一流的管理和高素质的管理人才来实现。在医院管理者职业化发展成为必然趋势之际，医院职业化管理培训也被提到了一个新的高度。如何有效开展医院管理人员培训，推进职业化医院管理队伍的建设，提升医院的核心竞争力和整体管理水平，已成为当前医院面对的一项重要而紧迫的任务。

1. 我国关于医院职业化管理的政策要求

1997 年，中共中央、国务院《关于卫生改革与发展的决定》中指出："高度重视卫生管理人才的培养，造就一批适应卫生事业发展的职业化管理队伍。"这是党中央、国务院首次以文件形式提出要建立职业化的卫生管理队伍。在随后的 20 余年中，相关部门一直在努力推进医院行政管理人员的职业化工作。

2002 年，卫生部（现国家卫生健康委员会）发布《中国 2001～2015 年卫生人力发展纲要》，进一步提出形成一支职业化、专业化的医疗机构管理队伍的要求。2004 年，为落实《中共中央国务院关于进一步加强人才工作的决定》的意见要求，卫生部（现国家卫生健康委员会）进一步对各级医疗卫生机构现任和后备主要领导干部学习培训时间和形式进行了明确规定，并在 2009 年发布的《关于加强卫生人才队伍建设的意见》中，要求针对不同层次、不同类型医疗卫生机构管理人员的岗位职责规范，并探索建立相关考核体系和评价标准，推进医疗卫生机构管理人员职业化建设。在此基础上，2011 年，卫生部（现国家卫生健康委员会）印发《医药卫生中长期人才发展规划（2011—2020 年）》的通知，进一步提出建立卫生管理人员职业化制度，并对培训、考核评价提出要求。2017 年，中组部联合国家卫生计划生育委员会发布了《公立医院领导人员管理暂行办法》，明确提出通过任职培训、岗位培训等方式对公立医院领导人员实施职业化培训，并通过适当方式推进公立医院管理人员的职业化建设。

医院管理者职业化培训的界定是相对非职业化而言的，管理人员的职业化强调

"专业性"和"全职性","标准化"的岗位职责以及"规范化"的工作状态。对医院管理者的职业化培训应当是通过开展包括行政管理、财务管理、资产管理、信息管理等相关专业的系统化、规范化培训，或者在职教育等多种形式，提升管理者的专业化管理水平，更好地支持和促进医院发展。

2. 开展医院职业化管理培训的重要性

随着我国医药卫生体制改革的不断深化，以及医院日趋显著的既分工明细又交叉综合的管理特征，对医院管理者的理论素养、战略思维、国际视野、履职能力等方面都提出了更高的要求。同时，医院管理是一门实践性很强的实用科学，管理者的理念和管理能力直接影响着医院的建设和发展。当前国内医院管理者，尤其是医院院长，大多是临床专家出身，通常是"医而优则仕"，相对缺少宏观层面和医院层面中层管理岗位的磨炼，在管理学理论和实践方面的知识储备不足，往往是经验管理和惯性管理，边做边学。为此，职业化管理培训是实现医院管理者从"专家管理"到"管理专家"的重要途径，也是推进医院管理者职业化的关键基础。清华大学医院管理研究院刘庭芳教授多年专注医院管理研究，他认为，通过系统的医院管理学历、学位教育，培养职业化医院管理人才队伍，是保证医院长久持续发展的根本途径。

医院管理人才职业化管理，是现阶段医疗改革背景下，医院必须要贯彻执行的发展战略。职业化的管理人才，能够帮助医院优化资源配置，帮助医院优化部门工作流程，有助于医院工作效率的提升，有助于提升医院的经营效益，这是医院管理人才职业化的作用和意义。为了改变医院管理工作的现状，医院必须要正视管理工作，认识到管理人才的重要性，从管理机制开始完善，培养强大的专业职业化管理队伍，做好管理人员队伍质量的把关工作，从而为医院管理工作顺利开展奠定良好的人员基础。

5.1.4　医院职业化管理培训体系构建

近年来，医院开展的各级各类管理人员培训存在相对范围狭窄，机构混乱，内容和实际不符等问题，使医院管理人员的职业化发展不尽如人意。解决这些问题需要管理者建立完善的培训体系、计划和考核评价指标，以实际情况为依托进行完整配套的课程体系设计。我国的社会经济实力和卫生事业整体发展水平与发达国家还存在一定的差距，因此不能完全仿照国外医院管理人员培训的相关制度，应该摸索出一套基于我国实情的职业化培训体系。通过比较我们的不足，深挖管理人员需要提升的能力，进一步推动我国医院管理事业的发展。完善的职业化医院管理培训体系构建可以提高管理竞争力，对医院今后的发展只有利而无弊。

1. 建立完整科学的培训体系

1）公立医院行政管理人员的职业化培训应当包含能够胜任岗位的相关知识体系。如职业规划、岗位职责、管理科学基础理论知识、医学和卫生管理基本常识，还应包括与岗位相关的业务技能、日常业务处理能力、协调能力、处理突发事件能力、执行力度、协作能力，并加强与岗位相关的法律与政策的学习；此外，由于医学的特殊性，针对特定的岗位，还应引入心理学、伦理学、医学人文等相关知识内容。

2）公立医院行政管理人员的职业化培训应当尽早实现系统化和制度化。根据不同阶段和不同学科背景的人员有计划、分步骤的推进培训的深度和广度，既能够将系统化的训练和短期培训相结合，又能够做好院校教育、毕业后教育和绩效教育的衔接，推动培训效果的持久性。

2. 构建系统的医院管理人员培训体系关键要注重以下几方面的工作

1）框架设计：根据医院内部的管理人员类别，以及管理层次来分析，医院内部的管理人员培训体系当中，应当包括多个部分，多个指标体系，例如高层与中层《医院行政管理人员培训体系》《医院临床与医技科室管理人员培训体系》《医院护理管理人员培训体系》。而且要以我国行政管理人员、临床与医技科室管理人员及护理管理人员的培训相关规章为基础去建设框架。根据不同科室、不同层级管理人员的实际培训需求去进行项目与课程的设计，并且要积极应用创新性的培训方式与技术，以建立培训效果评估机制为前提，对培训效果进行评价。

2）需求分析：医疗管理人员队伍的构成十分复杂，不同级别、不同科室的管理人员有不同的培训需求。对于管理人员实际的培训需求进行分析，要从人员分析、组织分析及工作分析三个角度入手。其中组织分析主要是指对组织目标、环境变动、组织资源以及对培训要求与局限的思考，以及人资、财政等多方面情况的分析。即分析工作要根据不同管理岗位的要求去开展，包括工作能力要求，以及管理人员的素养要求等。最为基本的内容主要包含了医院行政管理职位任务分析、临床与医技科室职位任务分析及护理管理任务职位任务分析等。要对管理人员各方面的能力强化需求及意识建设需求进行综合衡量，最终得出实际的培训需求。

3）培训设计：培训设计是一个复杂的过程，其设计分析，需要从医院的组织层面及管理职位人员的实际培训需求层面两个方向去进行，进而实现整体的战略发展目标。为培养更多的优秀管理人才，并且进一步提升人员整体能力素养水平，这会使医院的竞争力进一步体现出来。而且为打造更加和谐的氛围，达成可持续发展的目标，医院更要以前瞻性的思想去开展设计。

5.2 医院职业化管理培训组织实施

医院职业化管理培训不是一过性的活动，而是一项有计划、连续性、系统性的持续工作，一方面，要有完善的制度体系做保障；另一方面，也需要建立长效的培训机制，包括培训计划的制订、培训需求的调研、培训课程的设置、及时反馈培训效果，并对培训效果进行评估、调整培训方案等，通过培训的有效组织实施，为医院发展提供持久的人才智力支持。

5.2.1 医院职业化管理培训计划制订

培训计划是培训工作有序开展的基本保障。培训计划制订过程中应严格遵循按需培训的原则，把需求调研和分析作为培训计划生成的必经环节。

1．确定培训对象和培训内容

1）培训对象为医院所有管理者，包括院级领导、所有临床医技科室及行政后勤部门的中层干部。

2）培训内容的设置应注重综合性，既要关注科室主任培养甄选后备人才、创新能力、医疗安全与细节管理能力、科室综合管理能力、带动学科发展能力、团队建设能力、影响力与亲和力、激励能力的提升，也要注重沟通技巧、医疗质量管理、文化建设等管理技能和知识的培训以及素质的培养。

陈嫣妍在《上海 Z 医院管理人员职业化发展现状和策略研究》中提到：调查对象最感兴趣、认为最需要接受职业化培训的内容主要是医院管理知识、领导力和管理工具运用。考虑到医院管理知识涉及多个行政职能部门，每个部门都有其管理方面的制度和操作规范，通过对管理人员进行医院多部门管理知识的培训，加强各个部门之间的相互了解和认识，畅通沟通环节，提高沟通、协调的效率。而管理工具的培训，主要还是结合日常管理工作实际，通过运用管理工具，提高管理工作效率。

2. 培训方式的选择

以医院自行培训与邀请专业培训机构相结合的方式进行培训。低年资的科室主任较注重理论联系实际，对授课与案例分析的倾向性较大；而高年资的科室主任多数倾向于经验与学习交流。因此，在以专题讲座、案例教学为主的培训安排中，还应做好预算和规划，有计划地选派部分科室主任到国内外有先进管理技术和管理经验的医院、大学和研究机构学习进修。

1）内部培训方式

（1）案例培训：在培训的过程中，为了使受训者容易理解，应用工作中的实际案例作为讲解的内容。通过对实际案例的分析和讲解，深入学习案例中的方法和知识，举一反三，增强受训者分析和解决问题的能力、逻辑思维能力。

（2）角色情景演练：在培训过程中，为了提高受训者的培训主动性，加深受训者的学习印象，通过情景模拟，让受训者亲身体验角色，身临其境，使受训者能够亲身体验到所处角色的特点。角色情景演练培训方式可单独进行，也可贯穿于其他的培训方式中。

（3）专题讲座：员工通过集中学习，可以获得大量的知识信息，且知识体系系统化。

2）外部培训方式

（1）脱产教育：在外界的学习环境中进行阶段性的集中学习，可以使员工更系统、更全面地掌握培训内容，同时有利于缓解内部培训时带来的压力。

（2）公开课：这种培训方式灵活度较高，可以使员工增加与外界交流学习的机会。在参加内部集中培训受限时，可以通过参加公开课的学习，开阔管理者的眼界，提高管理者的管理水平。

3）其他培训方式

网络直播课程：这是互联网时代所带来的一种新型的学习方式，利用区域网络将可视可听的培训与计算机培训结合在一起，使管理者可以灵活选择。省钱省力、时效性强且灵活度大。

3．培训时间的选择及培训时间段的安排

将长期的年度培训计划与短期的定向培训计划相结合。

1）培训时间的选择

（1）工作时间：以医院内部自行培训为主，例如利用医院例会时间安排中层管理者培训，可以提高工作效率。

（2）业余时间：以外部培训为主，主要利用晚上或节假日等非工作时间段时间进行。

2）培训时间段的安排

陈嫣妍在《上海 Z 医院管理人员职业化发展现状和策略研究》一文中提到：在培训时间上，调查对象中最愿意接受三个月的有 34.2%，也有 32.3% 的人最愿意接受半年的培训，一年培训的有 18.3%，一年以上的有 15.2%；尤家河在《河南省公立医院管理队伍职业化现况及培训需求调查》一文中提到：关于职业化培训时间的选择上，从调查对象总体看，选择"每季度一次"的占 33.9%；选择"每月一次"和"每半年一次"的管理者分别为 34.2%、25.3%。

通过以上调查可以看出，大多数的管理人员还是希望接受三个月左右的短期强化培训。

4．培训师资的选择

尤家河在《河南省公立医院管理队伍职业化现况及培训需求调查》一文中通过调研发现：在培训师资的选择上，管理者选择"相关领域专业工作人员"的有 605

人，占 89.9%，选择"职业培训师"的有 337 人，占 50.1%，选择"大学教授"的有 314 人，占 46.7%，而选择"本医院内部师资"的仅有 152 人，占 22.6%。以上调查说明职业化管理培训还需要多邀请卫生系统内的院外专家及金融、管理、人文等相关领域专家开展培训，以满足管理培训的多元化需求。

5. 不同层面医院管理者培训计划

根据不同类型的管理人员，实行针对性、目标化培养。

1）对于直接从业务技术岗位调任的管理干部，进行一定时间的培训，重点是提高管理干部的理论水平和实践能力。

2）对中青年专业技术管理干部，根据医院实际情况，派出管理人员参加各种培训班或管理专业在职研究生班，自主培养高层次管理人才。

3）对管理干部分层次进行目标化培训。管理人员分为高级、中级两个层次，实施相应的目标培养和培训：对高级管理人员以参加一些短期医院管理研修班为宜，掌握国际医院管理信息，着眼于医院发展带有战略性的全局性问题。中级管理人员要以弥补管理干部基础理论、技能及方法的不足为主。

（1）医院领导者培训

医院领导者指的是医院中以院长为代表的高层管理者，其中公立医院是开展医院领导者培训的主要对象。目前，医院领导者培训工作大部分由政府、高校、行业协会进行，导致其培训工作往往缺少专业性、针对性、实用性。为此，在实际的医院领导者培训中，可以与国外著名医学院合作，开展系统的培训，培训内容主要围绕医院管理难点和重点进行，并且在不同时期需要结合不同的管理学习需求，以此来顺应时代发展形势。

（2）医院中层管理者培训

在医院中，中层管理者既是医院政策的执行者，又是医院政策的监督者，为此，医院需要开展对中层管理者的培训工作，但是目前针对中层管理者开展的培训较少，且内容不够系统。为此，医院需要以提高中层管理者专业知识掌握水平、管理规范意识、政策执行能力为目标，开展实践培训，与医学院等高校机构合作，利用高级进修班、后勤培训班、绩效管理培训班等开展培训工作，培训内容可以涉及会计、绩效管理、后勤管理等多个管理方向。临床与医技科室主任培训计划的制订应以组织、任务、人员三层面的系统需求分析为依据，以岗位胜任力建设为基础，项目和课程设计应兼顾普及性和针对性，在满足大多数科室主任的普遍需求的同时，也要满足少数和不同管理年限科主任的特别需求。

6. 培训计划应遵循的原则

医院管理人员培训在遵循针对性、系统性、效用性、多样性等原则的同时，还应注重并遵循以下原则。

1）培训与医院发展战略目标相适应的原则

开展医院管理者职业化培训的最终目标是提高医院管理水平，而管理目标的执行程度能够反映管理水平，由此可见，将医院管理者职业化培训和医院管理目标相结合是未来医院职业化培训开展的趋势。两者的结合，可以提高培训工作的有效性和针对性，实现不同管理方式在医院管理工作中的融合，同时还可以制订管理人员轮岗制度，实现从单一管理模式向复合管理模式的转变。同时，医院可以定期安排各个层面的管理者到其他医院学习相关知识，同时提高国际化理念和全面管理思想。

2）普及培训与定向培训相结合的原则

医院管理人员包括行政管理人员、临床与医技科室管理人员和护理管理人员，依据行政级别又可将行政管理人员分为高、中两个层次，因此医院管理人员的培训既要针对全体管理人员的共性需求展开普及性培训，又要针对不同类别与层次管理人员的特性需求开展定向培训。

3）组织调训与自主参训相结合的原则

一流的医院能够为管理者提供更多的培训机会，造就大批高智能的复合型管理人才，实现管理人员个人职业的发展。高素质的管理团队又将进一步提高医院的整体竞争力和管理水平，推进医院向更高层次发展。这样良性的互动关系，使得管理人员与医院均能实现可持续发展。

5.2.2　医院职业化管理培训课程设置

以医院组织层面、管理岗位和管理人员的培训需求为依据，以实现医院发展战略目标，培养管理人才，提升管理人员的职业素质与技能，增强医院的竞争力，营造优秀的医院文化，促进医院的可持续发展为培训目标，进行培训课程的设置。医院管理人员培训课程设置主要为面向全体管理人员的普及培训课程和针对各类、各层次管理人员不同需求的定向和专项培训课程。

同级别医院管理人员选择的培训课程内容基本一致，不同级别医院管理人员由于工作内容的差异，对培训课程内容的需求不尽相同，提示应开展有针对性的培训课程来满足不同级别管理人员的需求，即既有针对全体管理人员的共性需求开展的普及型培训（管理学和公共卫生学的一些核心课程，如医院管理沟通实务、医疗卫生系统国际视角、医院绩效管理实务），又有针对不同类别层次管理人员特性内容需求开展的定向培训（建立细化的、有针对性的、务实的培训课程体系），坚持具体问题具体分析，才能更好地实现培养目标。

李鲁等人在《卫生管理干部的现状与职业化培养途径研究》中，通过调研发现：医疗机构管理干部培养内容需求前 10 位从高到低依次为：卫生事业管理学（78.9%）、管理心理学（70.7%）、卫生法学（69.2%）、卫生政策（67.5%）、管理学原理（64.9%）、公共关系学（62.2%）、卫生经济学（61.8%）、医院管理理论与方法（61.0%）、卫生质量管理（58.0%）和 WTO 相关知识（46.2%）。

案例一：清华大学医药卫生研究与培训中心"医院中层干部胜任力研究与实施"课题组通过两年多的研究，形成了以基本技能族、人际沟通族、管理特征族、创新能力族、领导力五大族的医院中层干部胜任力模型，并围绕提升五大族能力设计了相应的管理培训课程。具体课程设置详见表 5-1。

表 5-1　基于医院中层干部胜任力提升的培训课程体系

课程内容	对应胜任力特征族	特征要素	学时
公文写作	基础技能族	文字写作能力	12
演讲与口才		语言表达能力	12
医院人际沟通艺术	人际沟通族	理解他人	12
优质服务与医患沟通		情绪管理	12
		冲突管理	
医院中层干部自我管理	管理特征族	自我管理	12
医院科室目标管理		目标管理	12
		计划执行	
医院人力资源管理		人才培养	12

续表

课程内容	对应胜任力特征族	特征要素	学时
医院发展战略与管理创新	创新能力族	学科建设	12
		竞争意识	
医院中层干部领导力与执行力提升	领导力族	组织观念	12
		团队合作	
医院危机管理		危机处理	12

案例二：西安交通大学第一附属医院与陕西工商管理学院、陕西省卫生与计划生育委员会三方，为进一步提升区域内医疗行业的管理水平，培养医疗专业化管理队伍，联合举办了"医院管理MBA研究班""医院管理课程班""医学管理短训班"等教育项目。具体课程设置详见表5-2。

表5-2　西安交通大学第一附属医院陕西工商管理学院课程设置一览表

课程类型	课程名称	学时	学分
核心课	陕西经济发展导论	32	2
	管理经济学	32	3
	管理学	32	3
	战略管理	32	2
	运营与流程管理	32	2
	质量管理	32	2
	危机管理	32	2
	财务与成本管理	32	2
	人力资源管理	32	2
	医学人文关怀	32	2
选修课	项目管理	32	2
	服务营销	32	2
	医院信息管理	32	2
	医院品牌与文化建设	32	2
	医患关系管理沟通	32	2
	领导科学与艺术	32	2
	创新思维与管理决策	32	2
	招投标管理	32	2

5.2.3　医院职业化管理培训的效果评估

医院职业化管理培训是有计划的、连续的、系统的学习行为或过程，以改变或调整受训人员的知识、技能、态度、思维、观念、心理，从而提高其思想水平及行为能力。培训效果评估作为培训工作的重要环节，需要符合培训的需求并通过发挥其实效性使培训更好地达到预期目标。因此必须注重管理培训效果的评价和反馈，特别是注重培训效果的评估，确保培训后行为和效果的转化。

1．培训成果评估指标建设

评估指标是开展培训评估的重要依据，为确保评估指标更加真实、精准，首先要确定评估的数据标尺，并合理利用相关工具，结合起来构建起客观准确的评估指标体系，是确保评估可靠性的前提。前期必须要在培训过程中尽可能全面地收集培训效果相关的信息、进而初步得出评估指标，之后应设计出相应的问卷开展调查，获取多方面的评价信息，最后便是要筛选并最终确定指标。在初步得出指标后，归类与权重十分重要，考虑到指标可靠性的评价要以效度的分析为基础，可以利用因子分析法首先进行结构效度的分析，进而得出归类，并且对权重进行确认。结合指标、权重及标准三个要素，构建起完整的体系，经过校正与完善后正式投入使用。

2．多途径信息反馈渠道建设

评估的结果与信息反馈有着密切的关系，因为信息反馈是评估工作的基础，所以医院方面必须要进一步完善信息反馈渠道，确保多途径的信息反馈平台建设起来，才能确保评估的权威性。网络邮箱、内部实体意见箱、在线客服等，信息反馈支持的平台越多，便能够更加全面的获取信息，这样则更加有利于进行效果评估。

3．实施多层面的培训效果评估

唐·柯克帕特里克（Donald. Kirkpatrick）四层次评估模型是目前国内外应用最为广泛的培训效果评估模型。该评估模型采用的是分类、分层的评估方式，能够对医院管理人员培训效果进行较全面、真实的评估。

1）反应层评估：反应层评估主要用来评估参训者对培训安排的总体满意度，即医院管理人员对培训讲师的素质和授课水平的评价；对培训场地、环境、训练时间的感觉和评价；对培训项目设计及实施质量的评价；对培训组织和管理工作的评价等。

2）学习层评估：学习层评估重点了解学员的学习效果，即学员对培训项目所涉及的理论、知识、技能等的掌握程度，主要从医院管理人员的品德素质、培训期间的表现和学习的成果等方面进行评估。

3）行为层评估：行为层面评估的是参训者对培训中提到的知识、技能及倡导的态度在实际岗位中运用的程度，即医院管理人员在培训中学到的态度、技能和知识在多大程度上转化为实际工作行为的改进，如工作中勤奋程度与服务态度的变化，责任意识与团队意识的改变、技能与品质的提升等。行为层评估一般采用360°全方位评估方式，即自我评价与上级、下属、患者、同事及其他类别管理人员的评价相结合的评价方式，只有这样才能确保评估信息的全面性和评估结果的客观公正性。

4）结果层评估：结果层评估的重点是衡量培训是否有助于医院组织绩效的提升，即从部门和医院的大范围内，了解医院管理人员培训的开展对医院的文化建设、医院的整体管理水平与医疗服务质量、医院的工作量与经济收益以及医院创新改革的力度等带来的影响和产生的效果。一般通过培训前后医院绩效指标的对照，判断培训成果的转化情况。

医院管理人员职业化管理能力的提升，是确保医院更加稳定长久发展的重要途径，为了保证各项工作能够在高素养管理人员的推动下得到真正落实，必须要完善培训工作思想、工作方式并做好评估，才能保证达成培训工作目标。

医院职业化管理培训是一项系统性工程，期望在国家卫生管理部门的统筹推进下，通过各地卫生健康行政部门的协同发力，在专业教育培训机构、社会公益力量的广泛参与下，医院职业化管理培训工作将不断得到规范和提升，从而为我国医院管理人才队伍建设贡献力量。

（郭利侠　和新颖）

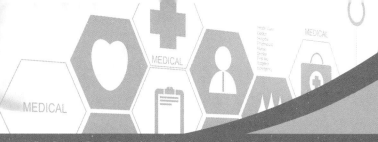

第6章　医院教育培训的组织实施

6.1　教育培训需求调研与诊断

医院教育培训是一项系统工程，与我国卫生事业发展水平、医院以及医院员工个人具有不可分割的关系。制订培训计划需要在培训前深入了解实际需求，把通过调研得到的信息进行综合深入分析之后，再根据实际情况确定教育培训的内容、形式等。我们将培训需求分析分为三个层面：医院组织层面、员工个人需求层面和医疗行业强制性要求层面。针对三个层面的培训需求分析，整理了相关的模型和方法，在进行医院培训需求分析时，可以采用相对应的模型和方法，对于设定培训目标和方向更具科学性和有效性。

6.1.1　医院组织层面培训需求分析

1. 培训需求差距分析模型

针对医院组织层面的培训需求分析，可以采用培训需求差距分析模型。美国学者汤姆·W. 戈特将"现实状态"与"理想状态"之间的"差距"称为缺口，并依此确定员工知识、技能和态度等培训内容，这就是培训需求差距分析模型。

培训需求差距分析模型有三个环节：

1）发现问题所在：在做医院组织层面的培训需求分析时，我们可以与同行业其他组织进行对比，可以从其他同级医院的综合指标和工作量指标入手，对比与其他医院的差距，找出本医院的问题所在。

2）进行预先分析：一般情况下，需要对问题进行预先分析和初步判断。根据上一步发现的问题，分析问题和差距产生的原因，分析努力的方向在哪里，培训应从哪方面入手和加强。

3）实施需求分析：这个环节分析的重点是医院目前的实际情况与理想情况之间的差距。此模型主要针对的是"差距分析"。经过实际的应用，发现有利于提高培训需求分析的可行性，并与其他模型的应用过程相比，有较强的操作性。

2．诺伊分析方法

另外，针对医院组织层面的培训需求分析，可以运用诺伊分析方法，诺伊分析方法在培训需求分析中占有相当的地位。医院组织层面的培训需求分析采用其中两种方法，分别是：组织分析法和任务分析法。

1）组织分析法

组织分析法以组织为主体，以谋求组织发展为战略目的，来确定培训的内容及需要培训的岗位。在实际应用中，组织分析法受到了组织中各个领导、员工的好评，并能明确培训需要的可利用资源。

在进行医院培训需求的组织分析时，需要考虑很多因素，如培训需求是否满足分析结果的要求、是否适应未来发展的需求。在制订培训计划时，培训计划不仅涵盖医院目前所需的工作技能和日后发展需要的工作能力，还应该涉及医疗行业发生变动时应具备的共组知识。

组织分析与医院的组织绩效有很大关系。在分析过程中，涉及医务人员出现高的流动率、频频出现低效工作现象，需要对各个低效部门做出明确定位。并进行分析后，制订出培训目标。最终结果由专门的领导及工作小组进行评估，并决定出相关培训。

2）任务分析法

任务分析法涉及六个关键部分，有员工的工作知识、员工的工作技能、员工的工作能力、工作效率、组织的有限资源及员工调查。主要分析的内容是每项工作任务的重要性、工作人员是否满足所承担任务需要的工作技能及专业知识。分析的形式是使用岗位说明书及员工工作规范，其中主要记录员工所完成的任务及完成任务所需的知识、能力等。

医院的组织培训需求分析，可以运用该方法，每家医院都有院内岗位说明书，根据岗位说明书和本院规章制度中的工作规范，总结员工所需要完成的工作，以及在本岗位上做好岗位职责、出色完成工作所需要具备的相关专业和综合知识。基于此，再以提高医院整体工作效率为目标，综合组织的内部和外部资源，做出医院组织层面培训需求分析。

3．加权要素分析法

除了诺伊分析方法，还可以使用加权要素分析法。

这种方法是基于以上两种分析方法，进行项目选择的系统方法。其主要操作内容如下：当在组织分析中，分出六个指标（环境、需求、对标、战略、资源、氛围），对其赋予权重，其后对每一个指标的影响因素做出评分，评分要求有最低分。根据加权评分后，得分大于最低分的影响因素，即是关键影响因素。

6.1.2　员工个人需求层面培训需求分析

1．胜任特征模型

从医院员工个人需求层面进行培训需求分析，一个主要方向是对个人专职的工作职务进行胜任特征的确定，与个人工作职务的岗位要求及高绩效评价相联系。胜任特征这一概念于 1973 年被提出，其主要含义是在工作中工作优异者与工作平庸者表现出来的工作差异，如工作者的表层特征及深层特征，作为员工的优秀绩效及一般绩效的表现特征。

针对医院员工个人需求层面的分析，需要从员工个人角度出发，员工本人在岗位上需要具备哪些知识、工作技能、社会角色、特质等，这些表现因素都可通过系统量化出来，找出员工个人层面的培训需求，这对需求分析及培训提出更高的要求，由此针对性地进行培训后的医院员工能够更好地胜任未来的职务。

胜任特征模型一般都被应用于个人培训需求的分析中，并有重要的意义。一是胜任特征针对员工个人且具有可测量性，应用在分析过程中，培训需求分析更加标准化、具体化。McClelland 研究小组专门针对胜任特征研究了很多年，并最终列出20 多种，如获取资源的技能、写作思考的技能、人际关系处理的技能、发展下属的技能等。提出的这 20 多项胜任特征促进了培训需求评价改进内容结构设计，对培训需求分析有重要的实用价值。二是该模型具有更好的操作性。通过各种因素确定员工个人的工作素质特征，清楚地描述了员工的工作行为表现，从中获得员工个人需要培训的信息。而且这有利于对员工及组织的绩效评估。三是胜任特征模型可以作为员工工作的导向，便于员工更清楚地了解到组织对自身的工作要求。

2. 前瞻性模型

前瞻性模型最早是在美国被提出来的。并且前瞻性模型的思想被广泛地应用在培训需求分析中。不仅员工的当前工作表现是重要的，对工作绩效做出很高的要求，员工未来的成长更需要重视，主要是因为随着社会科技的发达、组织内部的多种因素（员工职位调动、组织发展等）的影响，组织对员工的技能要求是需要具有发展性的，能够适应社会及组织的发展。此模型很好的对工作需求的"前瞻性"提供了分析框架，对员工个人职务能力的发展有很大的实用价值，并对培训方案的设计做出了更新的要求，具有促进作用。

但是，此模型具有一定的局限性，该模型主要是针对员工个人的未来发展需求，较少考虑到组织整体的发展需求。综合实际的使用结果，发现此模型不能较好的适应组织组织战略与业务发展的要求，并不能与组织战略目标有效的结合，出现脱节的问题。所以，此模型的使用存在一定的危险，导致组织不能有明确的战略规划。

从医院需求培训出发，通过前瞻性模型，针对员工个人的未来发展需求，将员工个人的培训需求调研出结果，保证了医院的可持续发展需求，结合其他模型和方法，由此来制订医院的培训计划，规避了前瞻性模型的局限性。

3. 诺伊分析方法（个人分析法）

从医院员工个人需求层面进行培训需求分析，还可以采用诺伊分析方法中的第三种方法——个人分析法。

个人分析法的主要对象是员工。分析的内容主要是员工的工作绩效，根据绩效来得出影响个人绩效的因素。例如，如果大多员工的工作知识与技能比较差，则可以将此作为培训的主要内容。如果发现问题出在员工的职业态度等客观方面，培训就不再是解决问题的办法。

在使用个人分析法时，可以与医院的绩效考核相结合，员工个人通过分析月度绩效中的绩效类型，找到自己的薄弱项，比如接诊量患者过少或单项成本指标控制不合理等问题，确定员工个人需要提升的方向和目标，根据此结果，医院层面进行汇总，制订下一年度的培训计划。

6.1.3　医疗行业强制性要求层面培训需求分析

医院培训需求分析分为三个层面：医院组织层面、员工个人需求层面和医疗行业强制性要求层面。在做医疗行业强制性要求层面培训需求分析时，可以运用对比分析法。

此方法主要通过对比来进行。对比的对象是客观事物，对比目的是得出事物的规律与本质，最终对此做出正确的评价。这种方法可以应用到其他分析方法中。比如上级行政部门针对医疗行业进行行业强制性要求层面的培训需求分析时，将医疗行业与其他国家同行业作对比，主要是横向对比。主要对比关键内容、关键影响因素，从对比得出的数据量化行业现状，根据同行与我国医疗行业内部间的差距，确定培训的要点及培养方向。落实到医院层面，在制订培训计划时，需要确定的大前提就是医疗行业强制性要求的培训，在此基础上，进行组织和个人层面上的培训需求分析。

6.1.4　培训需求诊断报告

在使用上述模型和方法，从三个层面做出医院培训需求分析后，再结合访谈法和问卷调查的方法，形成一份本院的培训需求诊断报告，包括医院培训工作现状的数据信息，通过分析诊断后确定的现存突出问题以及改进方向和策略等。

医院的人员培训是一项提升医院核心竞争力和发展后劲的重要工作，它是一项系统的工程，要收到满意成效，不仅需要培训力量和制度的保障，还需要完善和重视做好培训需求分析、培训策划、培训实施、培训效果评估和培训成果转化等关键工作，任何工作缺失或不到位，都会影响到培训质量和培训效果，最终影响到医院的发展。只有运用具有针对性、适用性和前瞻性的改进策略和实施方案，才能使培训策划工作与实际需求更加吻合，使培训课程、培训师资、培训对象选择安排和培训方式方法更加合理完善。

6.2 教育培训制度制订阶段

培训是人力资源管理的重要内容，高素质的职工队伍是组织在市场竞争中获得主动地位的根本保证，而培训是培养竞争力的最有效手段，因此更多的组织开始重视人力资源培训。

我国医疗卫生体制改革加剧了医疗行业的竞争，各个医院间竞争已经从以往的资本竞争、医疗资源竞争向人才竞争转变，医院需要认识到智力资本对医院发展与竞争的重要作用，从整体上提高员工能力，充分激发职工的创造力，在与其他医院的竞争中提升竞争优势，帮助医院在未来获得更好的发展。教育培训作为一种能够提高职工自身素质，加强医疗队伍建设的有效策略，已被医院广泛使用，因此如何使医院教育培训规范化，从人才培养方面为医院未来发展开创路径，构建符合医院特征的教育培训标准化管理变得至关重要。

医院是一个较大且繁杂的组织体，不同的工作人员肩负着不同的岗位职责，而教育培训规范化管理的根本是制度化。培训制度不仅是使培训工作高效有序进行的重要保证，也是使培训工作实现规范化管理的法制保障。医院教育培训管理要靠制度来延续，只有建立健全完善的培训制度体系，并付诸实施，有效执行，才能不断提高培训管理效率和水平，满足不同岗位职工的需求，提高医疗机构专业技术水平。

1. 培训从概念上有以下三种理解

1）明确培训的内涵和外延，培训是一种人力资源资本价值提升的活动，通过培训可以提升自身的素质和医院整体的价值。

2）明确医疗机构职工培训的主要目的。医疗机构培训的主要目的是通过改善人力资本性质，如提升职工个人从业素质，利于职工服务的岗位和单位，提升职工在岗位中的收获感，以职工的发展进步推动医疗机构的发展。

3）明确医疗机构教育培训的价值所在，培训虽然在表面上是提升职工的素质，但深层次有促进医院进步的作用，通过有效培训，可以保持员工活力和动力，增强职工团结性和组织性。

医疗机构的教育培训体系，主要指在医院内部建立一个系统的、与医院发展及人力资源管理相匹配的培训讲师体系、培训流程体系、培训课程体系及培训制度保障体系。培训体系目标必须涵盖以下内容：

实现培训与医院战略目标的有机结合。

实现职工个人发展目标。

实现管理体系的标准化建设。

运用科学合理的方法。

医疗机构在制订教育培训制度时，应该从培训管理制度、培训考核及奖惩制度、培训风险防范制度及相关人事制度几方面入手，建立健全培训保障制度，同时要争取医院中高层管理者的支持，从而达到培训实际目标。建立符合医院发展规划的科学合理的教育培训制度体系，首先要体现以下方面：

明确权责，提高教育培训管理效率。在分析梳理业务工作的基础上，明确各层级培训管理部门、实施部门的职责和权限，实现培训权责的匹配，做到责任明确。

以业务流程为导向，使制度与业务流程相融合。根据培训管理职责划分，按照培训业务运行规律，对培训关键环节和主要控制点进行有效控制，规范培训管理流程和程序，细化培训管理行为，实现培训管理有序运作，使制度规范由粗到细，由原则到实施，制度易执行，落实过程可追溯。

制订配套制度，实现培训规范化管理。在明确培训管理权力和职责、规范培训管理流程和程序的基础上，制订系统配套的培训制度，做到分层分级落实执行，规范培训管理行为，实现培训规范化管理。

教育培训制度的建立既要注重内部培训制度建设又要注意外部政策制度建设；既要注重关键培训制度的建设，又要注意各项环节培训制度的建设，教育培训制度的建设要具备整体性、全面性，形成系统的制度结构，如培训规划设计既要有目标，又要有保障措施，培训体系要全面，既要评估职工学习态度，又要评估培训实施效果，相关激励机制要贯彻用人育人一体化政策。

2．制订培训制度需要遵循以下原则

1）规范化原则：培训管理工作具完整性、系统性特点，需要按照医院建设标准化制度体系的要求，做到内容标准，流程规范，职责明确，形成统一规范的制度文本。

2）可操作化原则：制订培训制度要结合医院教育培训管理工作实际，以医院的实际情况及需求为出发点。制订前应对医院培训需求进行广泛深入的调研，确保所制订的培训制度具有可操作性。

3）科学化原则：培训制度必须体现培训管理的科学性和可延续性。尽管不同医院和不同群体的培训制度具有不同特点，但都应以现代培训管理理论为基础，依照培训管理规律，结合医院实际，制订相关教育培训制度。

4）及时更新原则：培训制度应定期更新、不断完善，根据医院发展战略的调整和需求进行相应的补充和完善，保证培训制度能符合医院发展的要求。

5）在继承借鉴的基础上创新：将医院多年实践中形成的教育培训经验和方法进行总结，使管理经验固化，形成培训制度。在学习借鉴其他医院教育培训经验的同时，结合自身实际，不断创新，提升优化。

建立医院教育培训制度，首先要明确医院的培训目标和原则。医院的教育培训目标应该和医院自身的文化、战略目标一致，即通过组织教育培训实现与医院战略目标一致的人才结构，以推动医院的发展。培训是有计划地组织职工学习与工作有关的知识，包括医疗专业技术知识、相关操作技能。培训制度要规定培训的形式，例如根据不同岗位性质规定不同培训形式，医院决策层的培训可以采用先进医院管理理念，中层管理层可以通过邀请其他知名医院的专家培训；对临床一线医务人员的培训可以根据其工作性质，充分利用现代科技技术，采用现场讲解、实体培训、远程专家座谈、线上培训等多种方式，提高职工积极参与度和接受意识。通过制度规范培训师资的构建，选派本院职工到有教育培训管理经验的医院，提升授课技巧和实践技能。要建立规范的医院培训管理部门，构建有效教育培训体系。医院职工培训工作存在多职能部门交叉、多学科交叉的问题。医院应成立教育培训管理小组，由院长牵头，分管领导督导执行，各个负责教育培训的职能部门负责人均应纳入管理小组。在结合医院战略目标基础上分析培训任务，有效调动医院各级部门落实职工培训工作。构建以战略目标为导向的医院文化支撑体系，培养员工对医院文化的认同，促使职工自愿将培训与战略目标、个人发展规划有机结合，达到事半功倍的效果。结合医院战略目标，明确培训教育需求，建立符合医院发展的培训制度。

医院教育培训的需求特点是周期短，重点在于实用性的专业知识或技能学习，医院职工大体分为三类：管理人员、专业技术人员、行政后勤人员。要想明确医院教育培训的需求，首先要明确培训分层分类的要求，建立规范的岗位职责、工作内容、工作流程，这些都是培训需求的基础。科学的分析培训需求，一般从组织、任务、职工三个层面考虑。从组织的维度考虑，要从医院的战略发展目标出发，分析需要哪些培训以支持医院的战略发展，明确需要对哪些类别、层级、专业的职工进行培训。从任务维度分析，要从岗位胜任角度出发，分析职工岗位需要什么专业知识、技能、资质，从而明确培训的内容。从职工维度分析，要考虑职工的工作规划和个人意愿，能否和医院战略规划有机结合。科学分析各层级、各岗位类别、各专业的职工培训需求，结合医院战略目标，制订全员培训任务，细化到科室战略目标，最后落实到个人职业规划，才可达到培训效果。

3. 制订培训制度主要包括：梳理教育培训工作任务和内容、明确部门职责划分、规范培训流程程序、制订教育培训相关规章制度

1）梳理教育培训工作任务和内容：一是对教育培训管理工作的任务进行梳理，明确工作内容，并逐项细化；二是明确完成培训工作任务需要重点监控的控制点，以及应该采取的措施；三是对培训管理中积累的好经验、好做法进行总结提炼，形成规范，提升为管理制度；四是发现管理中存在的问题，找出出现问题的症结，提出解决问题的措施和办法。

2）明确职责划分：结合教育培训工作任务和内容，明确医院人力资源部、科教、医务、护理等相关职能部门、相关直属单位培训主管部门、第三方培训机构在培训业务中的权利和责任。以业务为中心划分职责，能有效整合资源，有利于部门之间的工作配合，有利于监督检查、问责和考核。以业务为中心划分职责是制订制度的基础和关键。

3）规范流程程序：各部门依据职责划分教育培训工作内容，将存在于培训过程中存在的问题记录下来，梳理、补充和完善流程，形成程序化文件，用来规范培训过程。使培训制度建设不仅关注结果，也关注过程，实现精细化、标准化和文本化管理。

4）制订规章制度：规章制度是对职责划分、工作程序、业务流程的进一步细化，明确关键控制点和监控措施，使规章制度与职责划分、流程程序互为支撑，形成一体。培训制度的结构和内容：培训制度建设的主要工作包括设计业务分类框架，确定制度分类、分层标准，设计标准化制度模板，明确制度管理内容和信息管理系统功能等。

4. 培训业务分类

涵盖医院全部业务范围和职能管理领域。教育培训制度是隶属于人力资源和科教等职能部门管理制度，根据这些部门业务管理分类定义培训管理流程层级：一级流程要反映医院业务架构、整体的价值和所有支持流程，如人力资源管理流程属于一级流程。二级流程：反映价值链内部业务模型或职能领域的划分，如培训管理流程属于二级流程。三级流程：由业务领域内一个或一组相关的流程组成，用以完成某项任务和产生特定结果，如培训管理流程中的培训基地网络建设流程属于三级流程。四级流程：组成流程的一系列的活动，如培训基地评估工作流程。五级流程：详细描述如何完成某个活动，每个步骤代表要完成的特定动作。

5. 培训制度分类作用

一是能有效地规范制度的业务范围；二是解决制度重复、矛盾、交叉和制度衔接等问题。医院的培训制度分类以业务分类为基础，培训制度包括三类：大类制度，即医院职工培训管理规定；中类制度，即主要业务培训管理制度；小类制度，即落实职工培训管理规定。

1）员工培训管理规定：该规定说明了员工培训指导思想、基本原则、管理体制、培训对象、培训内容和方式、培训组织实施、培训机构、培训师资、培训教材、培训经费、培训考评与监督等诸多关键内容的管理要求，是制订其他培训制度的根本依据。

2）主要业务培训管理制度：根据医院目前培训管理工作实际，培训管理应包括：培训规划和计划管理、培训项目管理、培训机构管理、培训者队伍管理、培训课程和教材体系管理等。根据业务管理的要求，需制订相关配套的管理制度。

（1）培训规划和计划管理制度：采取上下结合的方式，分别组织制订培训规划和年度培训计划。按照面向全系统举办的各类培训项目，须纳入医院统一培训计划的要求，在明确培训规划和年度培训计划作用、工作任务的基础上，梳理现有与之相关的管理制度并进行综合评价，发现存在的主要问题，找出关键控制点，提出需要补充、完善、修订的管理规划和计划管理制度。

（2）培训项目管理制度：按照医疗机构重点人才培训、关键岗位人才培训、岗位适应性培训的管理要求，院级重点管理重点人才培训、关键岗位人才培训两类项目培训，定期组织评估。相关培训职能部门须完善培训运行机制，加强实施过程管理，强化需求分析、评估反馈等关键环节的控制，不断提高培训质量。在明确不同类别培训项目主要任务基础上，梳理现有的与之有关的管理制度，并进行综合评价，发现主要问题，找出关键控制点，提出需要补充、完善和修订的培训项目管理制度。

（3）培训队伍管理制度：培训队伍主要包括培训管理人员、培训教师和培训辅助人员。在明确培训队伍职责要求的基础上，梳理现有制度，明确管理职责划分，确定关键控制点，提出需要建立的培训队伍管理制度。

培训制度要严格按照制度全周期实行闭环式管理，加强制度的审核、发布程序，不断优化完善培训管理制度，提高培训制度的执行力。

6. 医院应当明确本单位制度的归口管理部门

对制度建设的规划及计划、制度生命周期实行归口管理，人力资源部对医院在培训制度管理上履行指导、监督、考核的职责。培训制度的生命周期管理能有效地监管和落实培训管理制度，通过严格制度的审核、发布程序，不断优化完善培训管理制度，以提高培训制度的执行力。

1）培训制度立项：由培训制度制订部门负责立项的前期论证，提出培训制度立项计划并提报归口管理部门；归口管理部门负责汇总审核培训制度制订部门提报的立项计划，上报审核，对纳入立项计划的制度统一编号；最后由领导（决策层）审批。

2）培训制度起草：培训制度制订部门基于立项计划制订起草工作计划，负责编写起草说明；归口管理部门参与重要培训规章制度的起草；培训制度执行单位协助培训制度制订部门起草，提出相关建议。

3）培训制度预审：制度制订部门提供预审材料；归口管理部门组织相关部门对制度进行预审工作，从制度标准化管理角度提出预审意见；制度执行部门从制度可操作性角度提出预审意见；制度归口管理部门汇总预审意见形成预审报告，制度制订部门按照预审报告对制度草案进行修改，形成制度送审稿。

4）培训制度会签：制度制订部门组织相关部门对制度送审稿会签，基于会签意见对送审稿进行必要修订，并说明会签意见的采纳情况。

5）培训制度审核：制度制订部门向归口管理部门提交送审稿、起草说明以及会签意见；归口管理部门从制度的科学性、统一性、规范性方面进行审核并提出意见；法务部门对制度进行合法性审核并提出审核意见；制度制订部门对审核通过的制度履行制度批报程序。

6）培训制度签发：制度制订部门执行制度签署程序；制度经领导（决策层）审批、归口管理部门确认制度编号后印发。

7）培训制度执行：培训制度涉及的相关部门要严格按照制度职责划分、流程程序、工作标准等，履行工作职责，按照工作标准和要求，执行培训制度。

8）培训制度监督考核：归口管理部门在年初明确制度监督检查计划并组织落实；制度制订部门落实制度监督检查计划，对本部门主办制度的执行情况进行监督检查，并将检查结果汇总后提交归口管理部门；归口管理部门汇总并组织编制制度管理监督考核年度总结。

9）培训制度评估：培训制度制订部门负责开展本部门主办制度的评估工作，制度执行单位配合制度制订部门提出制度执行情况反馈和改进建议，制度制订部门将评估结果提报制度归口管理部门，归口管理部门汇总并检查制度评估情况。

10）培训制度动态优化：制度制订部门根据评估结果，就发现的问题给出说明或改进建议，并提出制度优化立项申请（进入立项流程）；归口管理部门分析汇总制度制订部门提交的改进建议。

6.3 教育培训内容规划阶段

6.3.1 培训内容的初步制订

1. 分析确定培训需求

根据各科室教育培训的需求，进行培训需求调查，员工的培训需求来源于科室发展需要、员工职业发展需要、岗位任职资格要求，通过分析其与员工实际能力之间的差距，形成培训需求，或者由各科室根据工作需要定期向医院提出培训需求的申请。据此设计适时的、有针对性的培训计划。

2. 确定培训目标

根据调查结果及各科室提供的情况，确定是否需要培训及培训目标。

3. 规划培训内容

培训计划的具体内容包括培训内容、培训时间、培训方式、培训地点、选择培训老师和受训者等方面。根据各科专业不同，开展多种形式的业务技术活动，以"三基"为基础，同时掌握本专业新进展、新技术并用于临床工作中。

根据各科室的基本任务和不同岗位的职责和特点，医务人员的岗位培训内容分为共同科目和专业科目两个部分。

1）共同科目。

2）专业科目。

不同岗位医务人员按照工作要求必须掌握的基础知识、基本理论和基本技能。其中，医师学习训练的重点内容是：病历书写规范、临床技能操作、临床诊断理化检查、基础理论、诊断学、内科学、妇科学、儿科学、骨伤科学、皮肤病学、肛肠病学、眼科学、耳鼻咽喉科学、口腔科学、针灸推拿学等。医技人员学习训练考核的重点是医技部分各专业内容。

4．制订培训计划

制订培训计划是培训组织的关键环节，在培训计划的制订过程中，充分考虑了各级培训信息的传递与沟通，从而提高了培训计划的科学性与培训资源的使用效率。

5．培训计划评价

培训计划制订完成后，在内部进行讨论，修正后科室负责人、各部门对计划提出建议并及时反馈给相关部门。

6．编写培训计划书

根据各科室提出的建议、完善培训计划，最终形成培训计划书，上报相关领导审批后组织实施。

6.3.2 培训内容的更新与完善

1．制订规范的培训机制

医院培训要求医务人员能够掌握必备的操作能力和知识。首先要保证医学教育体系具备社会性，医院不仅仅作为自然科学，更作为社会科学，其卫生服务的对象包含人，也包含社会。在教育过程中，必须要重视文、理以及其他多个学科的融合，让医学培训工作中医务人员能够掌握充足的知识技能，更要建立坚定的医德。在课程体系中，需要融入医学知识以及社会心理，为学生建立强大的信念。其次需要对医务人员的素质和能力设定明确的标准，其中也包括设定规范的理论学习时间、临床实践时间以及社区实践时间等。国家也需要制订针对医务人员的上岗测验以及资格证书。其次需要明确相关的法律法规，对医务人员的责任和义务进行法律的划定。最后需要做好明确的人员配置，这也需要对医院培训的进一步完善，对医院的人员配置进行进一步明确。

2．制订准确的教学内容

医师面对的服务对象是人。因此需要医务人员具备全面的知识和技能，例如，在医疗保健方面的预防工作、康复工作；在医患关系上重视对医务人员展开心理辅导。积极参与一级预防、二级预防；以无创性的检查作为主要形式；医疗活动应该围绕患者进行。因此，针对医务人员的教育需要做到全面和普遍，全面也就是对医疗保健知识进行全面教育，例如，各个疾病的种类以及发病的各个阶段。普遍也就是让群众的医疗需求都能得到满足，例如，常见的疾病都能得到正确的诊治。

3. 实施岗位培训

医学是一门实践性非常强的学科，必须要让医学理论和医学实践融合起来，让针对医务人员的培养能够落到实处。首先要建设好医院以及教师队伍，在保证医院资源以及教师资源的基础上，才能保证人才能够得到良好的培训。其次需要建设良好的医学氛围，需要加大对于医院教育培训的宣传，增加资金对于硬件、软件的建设，让更多的人才投身于医学教育工作中。在医院中实施教育，实践的良性循环，让医务人员在受教育阶段能够得到更多的学习机会。最后在教育体系中，不能忽视岗位培训的重要性，尤其是在职人员的岗位培训。医院需要给在职人员提供培训的平台，让在职的医务人员得到不断学习的机会。

6.3.3 培训内容体系的形成

培训内容体系，是培训管理操作的落脚点，是培训工作取得良好效果的最关键保障，培训的制度体系、方法体系都要为建立、实施内容体系服务（图 6-1，图 6-2）。

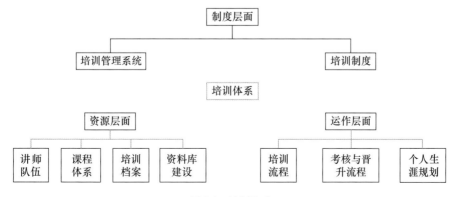

图 6-1 培训体系

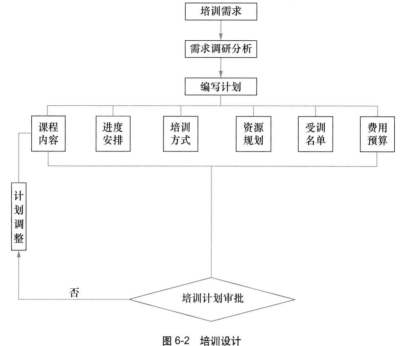

图 6-2　培训设计

6.4　培训实施阶段

6.4.1　培训实施细则的制订

1. 细则的含义和特点

1）细则的含义

细则是为实施某一法律、法规、规章而制订的，详细具体的法律性、规范性、制度性文书。

2）细则的特点

（1）派生性

细则不是一种独立存在的法规性文书，它必须以法律法规为前提，是某一法律、法规的派生物。只能对原文的补充、阐释和细节化，使相关法律和法规更详尽、周密和具体，而不能超出原法律法规的内容范围。

（2）解释性

细则要对原法律、法规的重要词语、规定事项给以解释，使其含义更明确、具体，更具有可行性。

（3）补充性

细则还要对原文不够详尽的地方进行补充。

（4）操作性

细则对有关法律、法规、规章的基本概念进行界定，有更强的操作性。

2．细则和写法

1）标题和日期

（1）标题

细则的标题由原法规名称加"实施细则"或"试行细则"组成。

（2）日期和制发机关

在标题之下正中，加括号标注发布日期和制发机关名称，或者批准、修订日期和机关名称。随命令、通知等颁布的细则，可不列此项。

2）正文

正文是细则的主体部分，要对某一法律、法规的实施作具体、周密的阐释、补充和规定，但不得超出原法律、法规的基本内容。

细则的正文有两种写法，一种是章条式写法，一种是条款式写法。

6.4.2　培训实施的保障体系

培训实施的保障体系是指医院围绕着培训而进行决策的机制、所形成的制度以及制度的实施。医院力求对事关培训教学各种决策做到科学、高效，从人、财、物、信息、政策等各个层面及时解决培训过程中出现的问题，建立科学规范、操作性强的制度，主要包括培训各个环节的质量标准、督导评教、培训奖惩等培训质量监控制度，构建了科学的培训实施的保障体系并在实践中严格落实。

近年来，随着高等职业教育的快速发展，工学结合的不断深入，具有卫生职业特征的专业人才培养模式和培训运行模式的不断创新，对培训实施的保障体系提出了新的要求。实现培训管理的科学化、制度化和规范化，形成适应医学教育发展需要的培训质量保障体系，以保障人才培养质量的全面提升。

1. 培训管理决策系统

由医院领导、相关部门负责人组成的医学培训管理委员会，对全院教育培训的建设与发展提供咨询、指导、协调，具体负责指导制订教育培训整体规划、师资队伍建设规划、课程建设规划、基地建设规划及培训管理规章制度；负责培训管理和培训质量监控。

2. 培训管理实施系统

由医院人力资源、科教、医务、护理等部门组成培训管理实施系统，负责医院层面培训管理制度的制订、组织专业人才培养方案的制订、课程建设、实验室和基地建设、教学过程管理及监控、培训质量的评价和反馈等。由人力资源部负责具体执行培训管理的有关规定，相关部门具体制订并实施专业人才培养方案、落实培训任务、组织培训运行，进行专业建设、课程建设、基地建设、师资队伍建设。

3. 培训运行保障系统

教学运行是以人才培养方案为抓手，坚持执行线和监控线并行。执行线是指以教学各环节质量标准为依据，严格执行教育培训方案的落实过程。监控线是对教育培训运行的整个过程进行监控，主要表现为围绕人才培养方案定期进行专业评估、课程评估、教学检查等，及时发现问题并修订完善。

6.4.3 培训实施的动态管理

不断地对医学教育培训方式方法进行改革，增强培训的针对性、实效性、适用性，是当今医学教育培训过程中的重要任务。培训课程体系是医学教育培训的核心，只有遵循基本的教学规律，紧贴临床实际和岗位需求，按照"高、深、新、实"的要求，不断完善教学内容，才能高标准完成好教育培训任务。在教学中不断探索新的教学思路，逐步建立起培训课程的动态管理机制，根据实际情况不断对课程内容进行调整。培训需求调研机制、基于岗位要求的胜任力模型以及课程的教学评估机制是培训实施动态管理机制的三大支撑体系。

1.培训需求调研机制

现实情况来看，医学教育培训工作暴露出诸多问题。一个突出的表现，就是医学教育培训的针对性和实效性不强，培训的质量不高。究其原因，培训的需求调查和分析方面存在的问题是症结所在。作为医学教育培训的首要环节，培训的需求调查分析缺乏科学性，凭经验、想当然地认定培训需求的情况普遍存在。医学培训需求调研跟不上形势的发展直接导致培训的课程体系设置的不合理，进而影响医学教育培训的效果。开展科学的医学培训需求调研，是有效实施培训的基础和前提，是增强教育培训工作实效性、提高教育培训效益的关键环节，也是适应教育培训个性化、差异化和多样化的客观要求。

2.胜任力模型的构建

胜任力（Competency）的概念首先在教育领域运用，后来在管理界得到广泛使用，是由著名的组织行为专家戴维·麦克利兰教授提出的。目前，比较公认的胜任力的定义为：是指在一个组织中绩效优异的员工所具备的能够胜任工作岗位要求的知识、技能、能力、自我概念、价值观和特质。公认的胜任力基本模型，是由美国学者Spencerand Spencer 提出的冰山模型。该模型认为，胜任力存在于五大领域：知识与技能、社会角色、自我形象、个性与动机。其中，浮在"水面上"的知识与技能属于表层的、外显的要素，是"力"的资源，易于发现与评价；而沉在"水面下"的其他要素属于"心"的资源，较难发现和测量，却是决定人们行为及表现的关键因素。

构建医务工作者的胜任力模型具有重要的意义。基于胜任特征的管理理论认为，一般的专业知识与技能只是医务工作者能胜任工作的基本素质，在工作情境中真正能区分绩优者与绩劣者的因素，则是一个人的"自我概念""个性""动机""价值观"等，这些水下的冰山部分更具决定性的作用。因此，构建医务工作者胜任力模型，开展基于胜任力的医务工作者的教育培训，可以充分实现医务工作者的内在素质（价值观、个性、需要、动机、态度等）与岗位的匹配。

医务工作者人力资源开发与管理中，如何知道医务工作者缺乏什么样的能力与素质是要解决的基本问题，可通过建立胜任力模型，知道不同类别的医务工作者应该具备什么样的素质与能力，才能有针对性地提高培训质量。我们在医学教育培训中引入胜任力模型，是通过对医务工作者进行特定职位的关键胜任特征的培训，重点培训高绩效者比普通绩效者表现突出的特征，以增强医务工作者高绩效的能力。

3．培训评估模式

在培训结束之后，对培训教学质量进行评估，是医学教育培训过程中的重要环节。针对医学教育培训的特点，如何建立一套切合实际并且比较完整、科学的教学评估模式，是培训管理过程中不断探索的问题。在实践中，不断探索和改进教育培训评估模式，不断提升教育培训评估的科学性和操作性。

我们建立的教学评估模式包含三个方面的内容：第一，建立一个比较完善的教学评估动态系统。培训教师根据一定的方法把知识传授给学员，是否达到了教学目标，方法是否得当，培训教学过程中存在哪些不足，需要通过评估及时反馈，及时对课程体系进行修改，以提高培训教学质量。第二，确定培训教学评估的重点内容，并建立相应的评估指标体系。在整个培训教学环节中，教学计划和专题培训是关键环节。把握了这两大环节，整个培训的教学质量就有了基本保证。

6.5 培训效果评估阶段

6.5.1 培训效果的评估目的意义

国内外对培训效果评价内容的研究还相对较早。泰勒建议员工在培训后比较业务表达和项目目标，建立学校模拟测试，并对培训效果评估参与情况的变化进行统计分析。换句话说，培训有效性的评估是过程评估，Kelly（1958）对员工培训的有效性进行了评估，因此，评估的指标与员工工作质量相关。也与完成工作的情况、员工对工作技能的掌握程度等，可以促进企业实现未来的发展目标。菲利普斯（Phillips，1991）认为，培训效果评价并不是在培训工作快结束的时候进行，而是贯穿于培训活动的始终，这可以帮助企业动态了解自身的培训情况，及时发现存在的问题，并加以改善，可以充分保障培训目的的实现。Bramley（1996）认为培训效果评价在进行之前，需要充分搜集有关培训项目的相关信息，从而对培训活动产生的影响和收益进行评价，其中应包括对人力资源管理的影响。巴顿（Patton，1990）在强调结果的过程中利用了形成期评估的思想，这样得出的结果局限是较强的科学性，在此基础上，其将评估定义为：为了准确判断和评估项目有效性，有序收集有关行为或项目成果的特征信息并为将来的项目决策提供信息基础的过程。这将作为后缀的基础，并且可以计算出，组织的所有成员可以通过允许所有成员都使用评估原理参与对密钥的搜索来共同成长：确定目标是否实现或者实现了多少而搜集和分析有关像效率、有效性和影响等数据信息，以便为决定者提供指导的过程。培训效果评估既是培训管理体系中必不可少的重要环节，也是培训流程的最终环节。培训者可以从评估结果反思培训课程的设计和培训形式的选择，能够更好地促进培训质量的提升。

6.5.2　培训效果的评估方法

1. 培训效果评估模型

西方对于培训效果评估的研究相对较早，大多数研究都有评估培训效果的方法，主要采用模型的方法。本书中主要介绍柯氏评估模型、Hamblin 模型、CIRO 模型、CIPP 模型和菲利普斯五级评估模型。

1）柯氏评估模型

柯克帕特里克是柯氏评估模型的提出者，这一模型在当前被广泛接受，也是影响力较大的模型之一，使用该模型方便，受训人员需要接受调查，调查的内容有受训者的思想观念、具体行为行动等，但在这一过程中，受训者对待培训的态度也会发生转变，在反应阶段，学习阶段，行动阶段和结果阶段这四个阶段之间存在很大差异，例如在反应阶段，受训人员在培训中初步接受了相关知识，在学习阶段中，受训人员会被单位进行绩效考核，测试其掌握各种专业知识和技能的情况；在行为阶段中，受试者会利用培训所学的知识来优化自身的行为；在结果阶段，整个培训效果得以顺利评价。

2）Hamblin 模型

Hamblin 模型是汉布林（Hamblin）在 1974 年基于 Cock Patrick 模型描述的模

型，对 Cock Patrick 模型的第四层进行了修改，使其由原来的一个层次变为包括成分收益和组织成果的两个层次，从而可以在评估企业培训效果的情况下统一风险和组织盈利，使得培训效果可以按照企业的发展目标来加以改善。

3）CIRO 模型

CIRO 模型分为如下四个内容：①情景评估。这一阶段主要是结合受训者所处的环境来明确培训的目标和需求。②输入评估。根据内外部环境来确定培训的方法。③反应评估。根据学习者的学习情况来分析培训存在的问题。④输出评估。对整个培训结果进行输出，为改善培训效果提供一定的参考指导。

4）CIPP 模型

CIPP 模型是高尔文于 1983 年提出的，一经推出，该模型就引发了广泛的反响，这一模型主要分为如下几个阶段：①背景评估。在对受训人员开展背景调查的基础上制订明确的培训目标和计划。②投入评估。详细设计培训过程，预估培训所需要的资源和资金，从而判断培训活动的开展是否可行。③过程评估。在监督培训工作的过程中，评估培训的合理性。④成果评估。分析培训效果是否满足培训的目标，明确培训结果与培训目标的差距。

5）菲利普斯五级评估模型

菲利普斯五级评估模型是在柯氏评估模型的基础上进行优化的模型，其在第四层结果层评估方面增加了对多重因素的考虑，从而使得培训效果评估的结果更为全面和准确，这是因为之前的柯氏评估模型并不是完美无缺的，其缺乏对培训成果和预期效益的考虑，飞利浦 5 级评级模型看起来更加完美，因为它将 ROI 评级提升到了基础。

2. 回任工作后的评定方法

1）结训后一段时期，通过调查受训者的工作效益来评定培训成效。如结训后每隔六个月，以书面调查或实地访问的方式，调查受训后在工作上的获益情形。

2）实地观察受训职工的工作实况，评定培训的成效。如根据实地观察发现，受过培训的职工在工作上确能表现出高昂的工作热诚，良好的工作态度，高度的责任心等，则可认定培训已发生效果。

3）调查或访问受训职工的上下级主管或下属，根据所得意见来评定培训的成效。受训职工回任工作一段时间后，以书面调查或实地访问的方式，了解受训职工的上级主管或下属对受训职工在工作上表现的看法，如主管人员是否认为受过培训的职工的工作有进步。无论是主管或下属的意见，均为评定培训成效的重要资料。

4）分析培训职工的人事记录评定培训的成效。如受过培训的职工的绩效考核较以前有进步，缺勤和请假次数减少，受奖次数增加，则表示培训对该职工的工作积极性已发挥作用。

3．培训结业时的评定方法

1）应用学识技能的测验评定培训成效。对参加测验的员工在培训开始和结束时用同样的方式，先后做两次，把两次测验进行比较。

2）应用工作态度调查评定培训成效。对参加培训的职工，在开训和结训时，用同样的方式调查职工对工作的态度。

3）调查职工关于培训的改进建议。在结训时把调查表发给受训职工，征求他们对培训的意见，如职工确能提出有价值的改进建议或其他意见，则表示职工对培训已获得应有的重视，并具有更深的认识，可断定培训已有成效。

4）记录培训期间出席人员的变动情况。在培训期间，可约定若干人员为观察员，平心静气地观察培训的进行情况及受训人员平时对培训工作的反应，在结训时提出观察报告。

4．培训效果的评价标准

1）接受培训的人员对培训的反应。每一个接受培训的人都会对培训做出效果好坏的评价，结合所有人员的总体反应可以得出对培训效果的基本认识。

2）对培训的学习过程进行评价。主要是评价培训过程中实施的具体手段、方法是否合理、有效。培训中的每一步学习过程是否满足或达到了培训所提出的要求。

3）培训是否带来了人员行为上的改变。培训的目的是提高能力，而能力是通过行为表现出来的。因此，评价培训的效果就是要看接受培训的人是否在工作行为上发生可观察的变化，并有利于工作绩效的提高。

4）工作行为改变的结果是什么。培训的最终评价应该以组织的工作绩效为标准。也就是说，工作行为的改变带来的是工作绩效的提高。如果培训能够带来这种积极效果，也就可以说完成了对人员实施培训的目标。

5．培训效果的评价维度

培训效果评估的维度，主要包括四个层面：

1）反应层面

反应层面需要评估以下几个方面：内容、讲师、方法、材料、设施、场地、报名的程序等。对这个层次的评价，首先要有总体的评价，比如询问学员：你感觉这个课怎么样？你会向其他人推荐这个课吗？但是这样容易产生一些问题，比如以偏概全，主观性强，不够理智等。因此还必须有涉及以上内容的更细致的评估方法。具体衡量的尺度，可以采取4分法（极好、好、一般、差）、5分法（极好、很好、好、一般、差），或者7分法（1分到7分）、10分法（1分到10分）。一般而言，5分法比较容易操作，但区分度不如7分法。这个层面的评估易于进行，是最基本、最普遍的评估方式。但它的缺点显而易见，比如，因为对老师有好感而给课程全部高分；或者因为对某个因素不满而全盘否定课程。

2）学习层面

学习层面主要的评估方法有：考试、演示、讲演、讨论、角色扮演等多种方式。这个层面的评估的优点有：对培训学员有压力，使他们更认真地学习；对培训讲师也是一种压力，使他们更负责、更精心地准备课程和讲课；学习是行为改善的第一步。但问题在于，压力是好事也可能是坏事，有可能使报名不太踊跃。再者，这些测试方法的可靠度和可信度有多大？测试方法的难度是否合适？对工作行为转变来说并非最好的参考指标。应对这些问题的办法主要就是采用合适的评估方式。比如，对那些基于知识的培训（包括技能培训）采用考试的方式；对要认真对待结果的正式培训也应该考试，并展开讨论。如果采用演示、讲演、讨论、角色扮演等方式，应事先让学员知道规则、时间及考核者。

3）行为层面

行为层面的评估，主要有观察、主管的评价、客户的评价、同事的评价等方式。这个层面的评估的好处是：培训的目的就是改变学员的行为，因此这个层面的评估可以直接反映课程的效果；可以使高层领导和直接主管看到培训的效果，使他们更支持培训。但是，这个层面的评估要花很多时间、精力，人力资源部门可能忙不过来；问卷的设计非常重要却比较难做；因为要占用相关人员较多时间，大家可能不太配合；员工的表现多因多果，如何剔除其他因素的影响，也是一个问题。一般可以考虑以下解决办法：小心选择适合这样做和值得这样做的课程，如医院行为、时间管理等。注意选择合适的评价时间，即在培训结束多长时间后再来评价：间隔时间太短，学员可能还未熟练掌握，难以反映培训的长期效果；间隔时间太长，多因多果的影响增强，难以评测。主管的配合很重要。首先要取得学员主管的配合，首先要让他了解，学员参加这样的培训有利于其更好地工作；其次深入地沟通评估的目的和方法，并在批准这个培训时就让他知道他在事后需要予以配合。充分利用咨询公司的力量。因为这个层面的评估比较复杂、专业，占用的时间和精力也很多，人力资源部门要充分借用咨询公司的经验和人力，有些事情可以外包出去。

4）结果层面

把学员的上级最关注的并且可量度的指标，如质量、数量、安全、服务态度等，与培训前进行对照。

6.5.3 培训效果评估结果的应用

培训效果的评估结果应用在通常化的、习惯性的和与任用、奖励、荣誉挂钩做法来提升管理品质等。

公立医院是事业单位，而非公立的医院可能是企业或者民办非企业组织。医学教育培训效果的评估结果应用，通常与医院的干部人事制度、物质和精神激励联系在一起，从传统或习惯上看，通常的做法大致有以下三方面的共同考虑。

1．发展性激励

如将培训效果的评估结果作为干部尤其是领导干部政绩考核的依据，与干部选拔使用挂钩。党政机关和事业单位通常将培训效果的评估结果与党政领导班子及其成员政绩联系起来，作为选人、用人的重要标准和依据，将培训效果的评估结果应用于包括提拔、诫勉、调离等多种方式在内的干部选拔任用。如果培训效果的评估结果不好，则采用暂缓提拔、不予优先考虑等方法和保守性策略。另外将培训效果的评估结构作为医务工作者职称晋升的重要依据，对人员参与培训调动手段，增强医务工作者参加培训的积极性。

2. 物质性激励

如将培训效果的评估结果与奖励收益挂钩。一般而言，应用传统的物质激励法是必不可少的方法。培训效果的评估结果与奖励收益挂钩，采用最佳学员奖、优秀学员奖或者提高奖金系数等多种手段，依培训效果的评估结果等次发放，适当拉开档次或差距。通过兑现此类奖励，能够起到激励先进、鞭策后进的积极作用，具有明确的正导向激励功能，属于管理的正能量。应当说，将培训效果的评估结果与奖励收益联系起来，是沿袭传统管理制度的产物，这种奖励性收益有时也是比较可观的。

3. 精神性激励

如将培训效果的评估结果与荣誉制度挂钩。一些单位把绩效评估结果与部门评先进、部门工作人员的评选优秀相结合。通过记功、嘉奖、争先、创优，增加、减少或取消部门的优秀等次比例等方式，把培训效果的评估结果与创先争优联系起来。通过开展正反面典型教育和推进标杆管理，对培训效果的评估中涌现出的先进典型，总结推广好经验、好做法；对免职和诫勉的典型个案进行解剖分析，引导领导干部和医务人员吸取教训，变落后压力为进步动力，切实提高和改进组医院及所属部门及科室的绩效水平。

（王洪武　王彩生　孙德俊　高关心　李　源　刘月玲）

第 7 章　医院教育培训畅想

社会的发展归根结底还是为了人的全面发展。按照马克思的说法，人的全面发展可以理解为"人以一种全面的方式，也就是说，作为一个完整的人，占有自己的全面的本质"。马克思指出："任何人的职责、使命、任务，就是全面地发展自己的一切能力。"恩格斯也指出：人的全面发展就是要"使社会全体成员的才能得到全面的发展"。医疗行业的特点虽然决定了它本身具有很强的公益性，但公益性并不完全排斥"功利性"，比如医务人员在为他人提供医疗服务的过程中，同样可以获得收入、尊重、成就感等回报，同样可以在为他人的服务过程中实现个人的全面发展。基于此，医院的教育培训也就找到了着力点，我们可以概括为医院教育培训的最终目的有两个：一是实现医务人员个人的全面发展；二是掌握为他人提供医疗服务的技能与艺术，帮助他人实现全面发展。当然，这两个目的是双向的、互动的、彼此成就的。

7.1　基于人的全面发展的教育培训畅想

7.1.1　基于人的基本能力提升的教育培训畅想

这里所说的基本能力可以理解为基本的体力与智力。在未来的医院教育管理培训中，我们可以持续不断地渗透这种理念，让广大医务人员的体力与智力得到全面提升。

大家可能会有疑问，作为成年人，体力怎么提升呢，不就是锻炼身体吗？可以说这是最原始最简单的理解。随着物质生活的极大丰富、社会交往内涵的扩展与延伸以及人们对自身身体的关注，好体力已经不再单单是健康、有力量这些简单的要求了，而是延展到了形体美、气质佳等方面了。当今市场上风生水起的健身中心、瑜伽馆、美白嫩肤店以及各种形体训练班、礼仪培训班、旗袍秀等，都充分说明我们过去"三好"中的"身体好"到今天其内涵已经发生了翻天覆地的变化。医务工作是相当耗费体力与智力的工作，一名门诊医师一天连续工作八九个小时，接诊量有的超过 100 人次，外科手术医师一天做四五台手术，手术时间 10 小时以上也屡见不鲜，强度如此大的工作没有非常好的体魄显然是不行的。因此，对于改善和提升医务人员身体机能的教育培训是不可缺少的，但这方面的培训目前是最为忽视的。

就医务人员而言，身体机能改善与素质提升的训练如跳远、仰卧起坐、引体向上、俯卧撑以及握力、背肌力、腹肌力、腿肌力的训练等，这些训练不仅有助于灵敏性的发展，同时也可以增强对疾病的抵抗力。我们经常可以看到有医师猝死的事件发生，这往往是与超负荷的工作有关系的，但并不是不可预防的，比如定期进行身体素质的测定与评价，根据评价结果有针对性地制订医务人员训练计划，对于有严重问题的，可以转岗甚至离岗休养。当然，这种教育培训也不可能像学校那样花费一定的时间去专门训练，可以通过工间操、小型比赛、兴趣小组、专题班培训的形式进行，条件好的医院可以设置专门的训练场地，邀请相关方面的专家担任教练等。目前有的医院里医务人员利用一些空闲时间跟随视频学习各种体操、加强身体锻炼和形体训练，就说明医务人员已经意识到了提升身体基本素质的重要性了，而医院的管理者也要在这方面主动有所作为。

在"身体好"的基础上，还要向"身体美"的方向发展。按照体育美学的观点，身体美是人类健康的身体所展现出来的美。它是一种由机体良好的生理和心理状态综合显示出的健康之美。人体美首先表现为人体表面轮廓的美，这要通过整体的体型、骨骼、肌肉、皮肤、毛发、形体等呈现出来。假设有两位五十岁左右的女性领导，一位走起路来摇摇摆摆，迈着四方步，双手放到背后，如果你看她面部哪怕是慈祥和善，甚至俨然是一位年长的姑姑或阿姨，但你整体上会产生什么样的印象与感觉呢？而另一位则步态轻盈，举止优雅，衣着时尚大方，一举手一投足都能体现出学者的气质与风度，你的印象与感觉又是什么呢？我们当然不能要求女性领导个个明眸皓齿，沉鱼落雁，但仪态优雅，秀外慧中还是起码应该具备的。医务人员的形象对于患者及家属而言同样重要，形象气质优雅大方，举止利落，表达清晰果断的医务人员，必然会更加容易赢得病患者的尊重与信任。

因此、医院管理者应该把对身体的审美教育，形体与礼仪训练等作为坚持不懈地抓下去的教育培训内容，虽然没有像医学技能教育那样更加直观和观察到成效，但它是最具底蕴和内涵的。

智力是指一般性的精神能力。指人认识、理解客观事物并运用知识、经验等解决问题的能力，包括观察力、记忆力、想象力、分析判断能力、思维能力、应变能力等。人的大脑由超过 800 亿个神经元组成，但它的重量只占人体体重的 2%。为了维持生命运动，人从食物里获取的 20% 的能量被大脑消耗掉了。从大脑的重量和它的消耗我们可以体会到它的特殊性。医务工作是非常典型的"消耗大脑"的工作，即我们常说的脑力劳动，现在的说法是知识型劳动。知识型劳动是以大脑神经系统为主要运动器官的劳动，而体力劳动是以运动系统为主要运动器官的劳动。按照巴甫洛夫学派的认识，大脑皮质最基本的活动是信号活动，并将这种信号活动分为两大类：一类是现实的具体的刺激，如声、光、电、味等刺激，是动物和人共有的，称为第一信号；另一类是现实的抽象刺激，即语言文字，是和人类的语言机能密切联系的神经活动，称为第二信号。通过第二信号系统的活动，产生对现实的概括化，出现了抽象思维，并形成概念、进行推理，不断扩大认识能力。在国家有关医务人员薪酬分配政策的导向中，经常会出现"以知识价值为导向的薪酬分配"，我们就可以理解为在医院里，通过第二信号系统产生的劳动是价值最大的劳动，而要通过第二信号系统产生劳动成果，则必然需要较强的观察力、记忆力、想象力、分析判断能力、思维能力、应变能力等。

由于知识型劳动者主要以消耗大脑能量为特点，体力付出较少，而我们在前面讲到，身体好、身体美是实现人全面发展的最基本的支撑条件，缺少了这个最基本的支撑条件，一切都是空谈。所以，我们在大量有关科学用脑的论述中，基本上都会谈到体育锻炼、劳逸结合、合理膳食等内容，实践证明这些都是行之有效的方法。医院管理者在教育培训规划中适度设计体育锻炼、保健营养的内容是必要的，要通过这些方面内容的培训，帮助医务人员建立科学、健康的生活与工作方式，提高生命的整体质量。

医务人员作为成年人，作为知识型劳动者，如何保持自己的智力活力，在职场生涯中永葆"常青树"，是在职业生涯中必须关注的话题，其中医院管理者重视教育培训是一方面，而自己本身能够重视则更加重要。

因为记忆力、想象力、判断力、反应力这些对于医务人员来说始终是非常重要的。而这些又与一个人的长期阅读与思考是分不开的，因此，在医院教育培训内容中，设计文学阅读、音乐欣赏、电视电影欣赏、甚至各种智力游戏都是可以的。如果我们的医务人员在人生的历练中有了一颗成熟豁达温暖的心，但那颗好奇、单纯的心依然没有丢失，那他（她）的生命就依然会一直保持旺盛的生命力。

有些医院在人文素养的培训中，设计了读经诵典、影视评论会、国学讲座等内容，都深受医务人员的欢迎，大都认为既增长知识、引人思考，又能放松身心，提升对生活的信心和生命的热爱。

7.1.2　基于心理和情感建设的教育培训畅想

1. 基于心理建设的教育培训畅想

本书系中的《医院人力资源管理与文化建设》一书中提到：世界卫生组织（WHO）早在 2008 年的相关调研数据就显示，心理健康问题已经成为工作失能前 3 位的原因之一。2014 年《广东省医护人员精神状况调查报告》显示：广东省医护人员的总体精神压力较大，39.1% 的医护人员压力达到重度程度，45.5% 的医护人员有中等程度及偏上的压力，合计达到 84.6%。国外研究表明，医护人员职业倦怠普遍偏高，Harry 等对医务人员群体进行调查，1/3 到 1/2 的调查样本存在职业倦怠感。之后 Medscape 发布了 2019 年医师生活方式报告，对美国 1.5 万名涉及 29 个专科的医务人员进行调查，发现有职业倦怠感的医务人员占比为 44%。2010 年，卫生部（现国家卫生健康委员会）统计信息中心调查显示，52.4% 的医务人员有职业倦怠，甚至 3.1% 的处于高度职业倦怠状态。类似的文献与数据还有很多，按医院管理咨询机构景惠管理研究院所掌握的数据，有 100 余家医院的人力资源管理现状调查显示，有重度和中度抑郁及抑郁倾向的医师超过了 50%，这些都充分表明重视医务人员尤其是一线医务人员心理与情感建设的教育培训是何等重要。

心理是大脑对客观现实的主观反应，意识是心理发展的最高层次。一般而言，人的心理活动过程包含着认知过程、情感过程和意志过程。认知过程是个体在实践活动中对认知信息的接受、编码、贮存、提取和适用的心理过程。它主要包括感知觉、思维、记忆等。情感过程是个体在实践活动中对事物的态度的体验。意志过程是个体自觉地确定目标，并根据目标调整自己的行为，能够主动积极地克服阻碍实现目标的困难，以实现预定目标的心理过程。

我国古人认为人的性情、思维、思想是由一定的器官承担的，并且通过器官反映人的情志变化，如"心之官则思"（《孟子》），"人精在脑""头者神之所居"（《春秋纬元命苞》），"心者，君主之官也，神明出焉。"（《素问　灵兰秘典论》），"心藏神"（《素问　调经论》），"神形合一""形神相印"等思想在中医学的著作中有很多阐述和应用，这充分说明我们的古人对人的生理、心理就已经有了初步的认识与研究。

心理学（英文名称 Psychology）一词来源于希腊文，意思是关于灵魂的科学。灵魂在希腊文中也有气体或呼吸的意思，因为古代人们认为生命依赖于呼吸，呼吸停止，生命就完结了。随着科学的发展，心理学的对象由灵魂改为心灵。心理学的正式定义是：关于个体的行为及精神过程的科学的研究。早期的心理学研究属于哲学的范畴，称为哲学心理学。早期的哲学心理学主要是在探讨心身关系、天性与教养、自由意志与决定论、知识来源四大议题。今天我们在管理领域谈的更多的是普通心理学，普通心理学对心理现象一般规律的研究常分为几个领域：感觉与知觉；学习与记忆；思维与言语；情感与意志；人格与个别心理特征。人的心理与情感建设也主要是围绕这些内涵所展开的。

心理建设的核心和关键是对人的适应性建设，即对某一观念或事件的不认同到认同，不接受到接受的过程。作为医院管理者，我们对医务人员的心理建设是多方面，比如对职业本身的适应，对工作环境的适应，对医疗卫生事业发展过程中各种问题的适应，在职业发展过程中各种恐惧与担忧的消除，进而激发个人的潜能等。

比如，有的医务人员开始的时候特别害怕患者流血，个别人甚至见到血就会晕倒，但既然花费了大量的时间和精力读了医学，进行职业的转换又感觉成本太高，这个时候就不得不适应这个职业的一些要求，在这种情况下，上级医务人员就得学会应用类似心理脱敏疗法等技巧对年轻的医务人员进行适应性训练。还有的医务人员一看到患者死亡就感觉到心理非常压抑，有的甚至出现做噩梦、幻觉等现象，这种情况下，就需要对医务人员进行"死亡教育"，正确认识人的生老病死。法国哲学家保罗·萨特曾经说过："生命的悲剧在于它永恒的处在不断缩减之下。"中国人对待死亡的态度则在悲悯中隐含豁达，在坦然接受中充满智慧。《论证》中"士不可以不弘毅，任重而道远。仁以为己任，不亦重乎？死而后已，不亦远乎？""逝者如斯夫，不舍昼夜！"。事实上孔子为我们奠定了中国文化的心理状态，他从不避讳死亡，而是在更高层次上思考死亡。在儒家的哲学里面，生死是一种自然的存在。我们常说的"向死而生"就是一种淡然对待生老病死的态度。西方的死亡教育则在小学教育就开始了，20世纪六七十年代美国开始将"死亡教育"列为中小学基础教育的内容，到了1976年，已有1500余所中小学实施死亡教育课程，欧洲紧随美国也逐渐将死亡教育作为基础教育的重点课程。关于死亡教育的定义，更多的是来自西方，如：Fruehling认为，死亡教育从不同层面，如心理学、精神、经济、法律等，增进人们对死亡的认识。死亡教育也是预防教育，以减少各式各样因死亡而引发的问题，并进一步增进人们对生命的欣赏。Glass&Trent认为，死亡教育探讨人们之间的人际关系以及人与世界之间的关系；死亡教育帮助人们深入思考这些问题，增进人们生命及人际关系的品质。开展死亡教育可以引导人们如何珍惜当下，既要活得舒适无痛苦，还要活得有质量和品位，同时面对死亡要有尊严。

对医务人员进行死亡教育，一是可以让医务人员正确看待生老病死，不至于在长期的医疗工作中导致心理压抑，影响正常生活；二是可以通过医务人员对患者及家属的死亡教育，让他们对人的生老病死现象进行思考，要认识和理解死亡是不可抗拒的自然规律，尽最大努力引导人们正确地认识死亡的各种表象、情境和反应，消除人们对死亡的恐惧、焦虑等心理现象，一个人到最后离开这个世界的时候，本人尽可能做的勇敢面对，亲人们也能坦然接受。

广东省卫生经济学会人力资源分会和广州市景惠管理研究院2020年调研结果显示：广东省医务人员薪酬满意度为54.19%，综合得分最高的维度为工作安排合理性，得分最低的为薪酬水平。综合满意度最高的三项分别为：对工作时间安排的满意度61.83%、对工作保障（如执业安全、辐射防护、劳动权益保障）的满意度61.21%和对个人贡献与晋升的匹配程度57.48%。综合满意度最低的三项分别为：对本院薪酬分配的激励性的满意度49.93%、对个人收入水平的满意度49.13%、对本院薪酬分配方案公平性的满意度48.90%。结果表明，参与调研人员集中对目前薪酬制度表示不满，主要体现在激励作用不明显、对个人收入水平不满意以及分配不公平。这些结果说明，大部分医务人员认为自己的付出与回报是不对等的，对个人收入是不满意的。经济学之父亚当·斯密曾表示，在一个社会中，医务人员和律师的劳动报酬应该比较高，因为我们把健康委托于医务人员，而把财产（有时甚至是生命和名誉）委托于律师。因此，这么多年来，医务人员一谈到薪酬就有很多话要说，特别是和其他高薪行业对比起来，心理更加的不平衡，但收入分配制度的改革是一项非常复杂的改革，国家宏观的工资政策，社会其他因素的影响，医院内部的管理水平，医务人员自身的能力以及社会、医院给医务人员创造的机会，医务人员自身把握机会的能力等都会影响到个人收入，如果果个人对薪酬的不满意情绪，影响到了工作甚至个人生活，则也需要进行心理建设，这需要医院管理者不断的疏导、宣泄，一起分析原因，一起面对，一起寻找解决问题的办法。

医疗改革是一个非常复杂的社会系统工程，同时也是一个缓慢的循序渐进的过程。由于政府、社会公众、病患者、医务人员以及一些学者对医疗服务性质在认识上的偏差，致使许多矛盾都汇集到医院，而直接面对患者的医务人员则感受到了更大的压力。英国的科尔曼博士在《心理的力量》一书中这样描述医师的生活现状：如今的医师已经成了世界上最不健康的人群。他们死得比大部分人都要早，比其他人更容易自杀，更容易患上心脏病和胃溃疡，比其他人群更需要心理咨询，比他们的同时代人更容易酗酒和吸毒。他们的婚姻持续时间不长，他们在巨大的压力下步履维艰，不堪重负。中国的医师可能不至于到了如此的地步，但中国医师目前在执业中的艰辛与无奈却是有目共睹的。医师不仅每天要面对患者的挑剔、实施医疗操作过程中可能发生的风险，还要应付上级和医院的各种检查、职称晋升、各种考核，发奖金也要和本人的业务收入、工作量、患者的满意度挂钩，许多年轻医师在家写病历已经不足为奇。为了照顾患者的需要和情绪，医务人员上班不能大声说话，也不能开玩笑，连走路都要求脚步轻盈。除了应对医患关系，医务人员还得面对科研、职称、上下级关系以及家庭等诸多压力，有个别医务人员甚至患上了抑郁症而依靠长期服药。美国医学教育家奥斯勒曾这样描述医疗行业："在这个世界上，唯一具有普世一致性的行业就是医疗，无论走到哪里，医疗所遵循的规矩相同，所怀抱的志向相同，所追求的目标也相同。这种普世一致的同构性正是医疗的最大特色，它是法律所没有的，也是教会所没有的，即使有，其程度也有所差别。"医学的普世情怀和人文情怀是一样的，作为医务人员必须常怀感恩之心，具有普度众生的胸怀才有可能配得上"医务人员"这一称谓。因此，我们在医务人员的心理建设方面还是要宣扬我们职业的崇高与伟大，在社会发展过程中所遇到的问题广大医务人员都要正确看待，且这些问题一定会在发展的过程中逐步解决，事实上很多问题已经得到了解决，医务人员的社会地位和收入与其他行业比起来确实也得到了极大的提高。

医务人员的心理建设课程可以开设诸如情绪管理、压力管理、心理健康等课程以及心理沙盘、个性化辅导等有针对性的课堂。对于有心理疾病或心理疾病倾向的，则可邀请专业人士进行心理咨询与心理治疗。

2. 基于情感建设的教育培训畅想

《心理学大辞典》中认为："情感是人对客观事物是否满足自己的需要而产生的态度体验。医疗工作是一项需要充满情感才能很好地完成的工作。世界上没有比人最珍贵的，没有比生命最值得敬畏的。《内经》言："天覆地载，万物悉备，莫贵于人"。孙思邈《千金要方》言："人命至重，有贵千金"。因此，医务人员必须有敬畏生命、热爱生命的情感，当每一个生命的个体需要帮助时，医务人员都应该尽自己所能给予帮助。

我们经常谈到的医学、医师，其本意是什么呢？"医"者治也，如治水、治国、治人、治病，"生"就是生命，医师就是管理生命的一个职业。但现在人们一提到医学、医务人员，就以为仅仅是治病，这似乎已成为一个固定的思维模式。其实医学的目的肯定不仅是为了治病，医学的真正目的是健康，为了人生的幸福，治病只是为了达到健康和幸福的一个手段，医学也绝不单单是为了治病而诞生的一门学问，即医学形成之初是为了人类的健康和幸福需要而诞生的。但是在后来医学的发展和演变过程中却变成了似乎只是为了治病的一门学问，由此才造成了今天的大众对医学、医务人员、医院的质疑和不满。如果我们能把医务人员定位为生命管理者的角色，那么许多的不和谐也许能够得到慢慢地化解。

美国一家报纸举办"在这个世界上谁最快乐"的征文，最佳答案有三条：一是历经风险开刀后，终于挽救了患者生命的医师；二是忙碌了一天，为婴儿洗澡的妈妈；三是作品刚完成，自己吹着口哨欣赏的艺术家。可见，医师应该是这个世界上最让人尊敬的职业之一，医师应该是这个世界上最容易产生幸福感的人群之一。

中国有句古话"救人一命，胜造七级浮屠"。浮屠是什么东西呢？是当时的人们所能建造的、所见到的、所能想象出来的最好最高大的建筑。也就是说，一个人的生命是不能用金钱之类的东西来衡量的。所以，医学的终极目的就是要为人的健康和生命服务，对人进行终极的精神关怀。

《希氏内科学》序言开篇就是：医学是一门需要博学的人道主义职业。它的道德性质更类似于宗教的传教士。这说明医务人员必须具有传教士般虔诚的精神和职业信仰。疾病是我们生命中重要组织部分，不仅折磨人的肉体，同时还折磨人的精神。医学对生命的关爱是通过对疾病侵害之下的人的肉体病痛的诊治来体现的；宗教对生命的关爱是对生活重压之下的人的灵魂堕落的拯救而彰显的。医学对生命的关爱注重人躯体和精神此生有限的健康，宗教对生命的关爱注重人的无限的永恒。

作为一名医务人员，不能简单地把人看成纯生物学的人，而是把人看成自然和社会相统一的整体人。发病原因不只是唯一的化学因素、物理因素、生物自然因素，而是从整体的人出发，既注意研究人致病的物质因素，也注意研究有害于人体健康的心理因素和社会因素如环境污染、社会公害、职业病、酗酒、吸毒、交通事故等以及两者之间的相互关系。在诊断上，要求医务人员不只是利用各种医疗仪器和化学检验，还要求医务人员通过耐心的望诊、闻诊、问诊、切诊，了解患者的心理状态、生活习惯、性格特点和他所处的社会地位、人际关系、家庭境况。在医疗手段上，要求医务人员对于患者不只是给予医疗技术和药物的帮助，还要求医务人员有针对性地开展心理治疗，把医学与当代政治、经济、哲学、法律、道德、管理等社会科学结合起来，研究疾病的综合防治和患者的全面健康。有位美国医学教授提出，即使"从进化论的角度去考察疾病，也改变不了治愈不是全部这一古训"。当器官慢慢虚弱、老化、废弃，当越来越多的慢性疾病和不治之症挑战医学治愈的可能时，医疗界人士也逐渐意识到，有时，理解患者的痛苦也是一种治疗。所以有人说医学的最高境界是生命的思辨、通过思辨达到对生命的顿悟。人文学者周国平曾说："人文精神在医务人员身上的表现，一个是善良，同情生命；一个是智慧，对知识充满热情；一个是高贵，有人的尊严。""医务人员与生命的关系最为密切，善良应该成为医务人员最重要、最基本的品质。"

医学科学本质上是一门手脑并施的艺术，不仅有知识通道，还有理解通道、智慧通道。我们应该帮助医务人员根据自己的认知个性、人格取向建立各自有序、有益、有慧根、有情趣的阅读生活与道德生活，通过非职业阅读、道德体验与反思来培养人文情怀、道德境界，使他们的职业生涯充满着世俗的高尚、温馨的圣洁、平凡的智慧。

在情感建设教育培训方面，可以更多地进行文学、艺术欣赏与创作，优秀与精英人物传记分享，医学史教育，患者故事分享、身边医务人员从医经验与体会交流等。在方式方法上可以采用角色扮演、戏剧表演、情景模拟、游戏、体验式学习等。情感教育培训是一个非常宽泛的概念，医务人员职业情感能力的提升也是一个潜移默化、循序渐进的过程，医院管理者在培育医务人员与病患者情感的过程中要不急不躁，要以春雨润物的情怀让广大医务人员在为病患服务的过程中对职业、对患者产生深厚的情感。

7.1.3　基于个性发展的教育培训畅想

个性也称人格，来自拉丁文"persona"，原指演员所戴的"面具"，后来引申为人物、角色及其内心的特征或心理面貌。个性是指一个人区别于他人的，在不同环境中一贯表现出来的，独特的、稳定的和本质的心理倾向和心理特征的总和，具体包括：需要、动机、能力、气质、性格等。在日常的人际交往中，我们会发现，有的人虽然只有短暂的交往，但却能给人留下深刻的印象；而有的人即使长期在一起工作，也很难给人留下难以忘怀的回忆。有的人雷厉风行，有的人谨小慎微，有的人因循守旧，有的人敢闯敢干，这些都是个性的不同所导致的。

个性类型的划分：从心理机能上划分可分为：理智型、情感型和意志型；从心理活动倾向性上划分可分为内倾型和外倾型；从社会生活方式上划分可分为：理论型、经济型、社会型、审美型、宗教型；从个体独立性上划分可分为独立型、顺从型、反抗型。

在我们的医院管理实践中，可以发现人人都有个性，每个人的个性各不相同，且一个人的个性也会随着个人的成长成熟，环境的变迁而发生变化。在教育培训中，因材施教最为重要，我们完全可以结合每个人的不同个性，有针对性地制订教育培训的目标与方向，比如沉着冷静、做事干练、身体素质好的医务人员，可以往急诊工作方向培养；原则性强、善于与人沟通、具有良好的文字写作能力的人，可以往综合性协调岗位和检查督导岗位培养。

基于个性发展的教育培训另一层面的意思是可以适度考虑发挥医务人员的个人特长，如写作能力强的人，可以创造进行文学创作的机会；音乐方面有天赋的，可以在作曲和歌唱方面发挥特长；书法基础好的人，可以尝试走书法家的路；对游泳跳水兴趣深厚的，可以让其更好地发挥这方面的特长，通过参加相关的比赛获得人生成就感。培训这些个性特长，并不是要引导他们离开医疗队伍，相反，是因为医疗队伍里有了这些才华出众的人而让医疗队伍更加具有魅力，更能获得患者和社会的尊重，因为这些能力的提升与发挥同样可以促进医学技能和人文素质的提升，也有助于工作效率的提高，更重要的是特长的发挥可以让医务人员更好地丰富自己的人生内涵，增加人生阅历，拓展人生境界。

7.2 基于医疗服务技能与艺术的教育培训畅想

7.2.1 基于医疗服务技能的教育培训畅想

医疗服务技能是医务人员胜任工作最基本的能力要求。比如常说的"三基"（基础理论、基础知识、基本技能）就是对初入医疗行业者最起码的要求。根据本书前面章节所提到的《住院医师规范化培训大纲》和《国家执业医师考试大纲》共设置公共临床实践技能 18 项，将体格检查、病史采集、沟通技能、实验诊断、心电图、诊疗操作、急救技术、手术基本技能等整合成公共技能课程。使学员能够掌握正确的临床工作方法，准确采集病史、规范体格检查、正确书写病历，掌握大多数疾病的发病机制，独立诊治本专业常见病、多发病；准确、熟练地进行专科检查操作、比较准确和熟练地掌握基本手术操作；规范化培训结束时，住院医师能够具有良好的职业道德和人际沟通能力。这些都是对一名住院规范化培训医师基本的服务技能要求。

在教育培训的内容、师资、方式方法上，有些医院经过了长期的探索与实践被证明是行之有效的，均可借鉴学习，为我所用。

在医学界被广为传颂的"协和三宝"即图书馆、病历和严格的住院医师培养制度被誉为是协和培养优秀医学人才的法宝。尤其是住院医师制度真正体现了"三基三严"，即基础理论、基本知识、基本技能和严肃态度、严格要求、严密方法。协和医院的查房制度曾认为是培养年轻医务人员的"法宝"。

责任医师查房：直接负责患者的实习医师、住院医师定时查看自己所管的患者。

病房主治医师查房：每天例行查房、检查病情，检查住院、实习医师的工作，提出修改意见，结合实际病例进行床边教学，是言传身教，影响下级的重要环节。

总住院医师查房：在全科范围内重点查房，通过查房指导住院医师、实习医师处理危重和疑难患者，结合病例床边教学。也可以是科内跨病区查房，不同病区的住院医师相互学习。

科主任查房、科内大查房：结合病房实际，进行专业内的诊疗方案的讨论教学。在科主任查房时，住院医师哪怕是头一天刚接班，也必须熟悉病情，流畅地把病历背出来。

全内科或全外科等全院性大查房：对特殊病例、跨学科病例的讨论，以进行教学……

协和的大查房80多年来坚守一贯的程序，具体为五大步骤。

第一步是选择病历：总住院医师从内科各专科选出有特点的病例，经主治医师同意，大内科主任认可，先行公布。所选择的病例是较复杂和疑难的，或者是罕见的病例，或在诊断和治疗中有不易解决的问题，或有某种新的经验教训值得学习和重视。简单地说，多属疑难重症、诊断不明、治疗无效，需经多科会诊、跨学科思维才能解决的。

第二步是准备病例汇报。负责这个患者的住院医师，精心准备病历摘要、各种化验检查、影像学检查、病理检查结果。要"特别熟悉患者的病历、诊断和治疗过程的详细情况，并准备提出当时尚待解决的问题。"主治医师则准备在大查房会上做中心发言。他需要悉心思考、阅读文献，为病例诊断与治疗提出充足的依据，征求本专科专家的意见。

第三步是病例汇报。住院医师完整、扼要地汇报完患者病史后，患者被带到大查房现场，在大内科主任现场指导下，各级医师对患者进行体检和病史询问，然后主治医师进行中心发言。

第四步是自由讨论。这是大查房最精彩的部分。各科室之间，相互提问和解释。申请大查房的专科医务人员，先发表自己的看法，包括鉴别诊断、治疗意见，以及国际上治疗这类疾病的进展。其他科室医务人员，对与该病相关的问题作出解答。放射、超声、病理、检验等科室医师，对检查结果发表自己的见解。

第五步是大内科或专科主任总结性发言，表明自己的见解，并指示下一步的诊治措施。一时未能解答的问题，可进一步观察检查，或从外科手术的手术发现给予回答。如患者不幸死亡，则可能从尸检结果得到答案。如有新的资料，在以后的大查房时做追随报告。

协和的这种大查房方式，被国内绝大多数医院所效仿，事实也证明这种查房方式不仅可以解决疑难问题，而且可以活跃学术气氛，增进不同学科间的交流和培养人才。除了查房之外，协和医院还有各种临床讨论会。比如术前、术后讨论会，出院病历讨论会，死亡病历讨论会，疑难病历讨论会等。

现在许多医院热衷于将青年医务人员送出去进修培训，其实对于一些低年资的医师甚或低年资的主治医师，通过这种内部大查房的方式也是一种非常好的提升临床能力的方式。协和医院张孝骞教授曾对年轻医务人员讲："书本知识到底是间接经验，其中不少仍需要实践的检验，有的甚至不可靠。在医学的发展过程中，旧的理论被推翻，新的知识加入，新陈代谢、永无止境。所以书本知识无论多新，总是落后于现实。尽信书，不如无书。"因此，要想具备扎实的临床工作能力，平时注重经验的积累也是十分重要的。

对于不同类别、不同层级的医务人员，教育培训的内容和方式方法都是有比较大的差异的，本书前述章节均有不同程度的论述，在实际应用中关键是要学会举一反三，收到实际效果。

7.2.2　基于医疗服务艺术的教育培训畅想

医疗服务是充满了智慧与艺术的服务，医疗服务艺术的核心是沟通。美国普林斯顿大学对 1 万份人事档案进行分析，结果发现个人的智慧、专业技术和经验只占成功因素的 25%，75% 取决于良好的人际沟通。哈佛大学就业指导小组 1995 年的调查显示，在 500 名被解职的男女中，因人际沟通不良而导致工作不称职的占 82%。卡耐基说过："一个人事业上的成功，15% 靠专业技术，85% 靠人际技能。"丹尼尔·高尔曼在《工作中的情商》中说："那些不懂得倾听的医务人员会得到更多的投诉，至少在美国是这样的。在基本保健医务人员中，那些从不玩忽职守的人比起那些容易犯错误的同行表现出了好得多的沟通能力。他们花时间和将要接受治疗的患者一起谈笑，问他们对治疗的看法，了解他们的理解状况，并鼓励他们说出自己的观点。一位医务人员用多长时间就可以进行成功的移情呢？只需要 3 分钟。"有人甚至说："沟通的素质决定了生命的素质。"由此可见，沟通在我们的生活、工作和个人成长中是相当重要的。

如何提升医务人员的沟通艺术呢？一些经验告诉我们从以下几个方面入手应该会取得比较好的效果。

担责：担责既是对医务人员基本的品德要求，也是进行有效沟通的基础。大家可以设想一下，一个没有责任心和事业心的医务人员，或者把从医作为谋生和赚钱工具的医务人员，你再培训再告诉他沟通的艺术也都是无济于事的，因为他没有好的出发点，所以自然不会有好的沟通效果。作为医务人员要能够主动承担责任，即使遇到病情复杂的患者，也要在自身能力和技术的范围内积极的予以诊治，而不是推诿和避免担责。当然，主动承担责任并不是蛮干，也并不是怕患者不理解就履行应该履行的医疗程序。比如，曾有一名外科医师要求患者家属签订手术同意书，患者家属很不高兴，且认为是医师为了推卸责任而拒绝签字。在这种情况下，这名外科医师耐心地给患者家属解释说："对于每一个要动手术的患者，国家的医疗制度和医院都规定要签手术同意书，这是所有的医院都要实行的，这是法律的规定，其实这个规定也是符合患者的利益的，这就是所说的知情同意权，我们医师详细说明病情及可能出现的情况，为的是你们心里也有个底，这正是我们医师尽职尽责的表现。"在解释时这位医师很好的应用了肢体语言，而且表现的和颜悦色，得到了患者家属的信任，欣然在手术同意术上签了字。

倾听：曾见过一位年轻的医师，为了应付庞大的门诊量，他每天都是事先开好各种检验单、放射单，患者来了以后没问几句，就填上名字和年龄，让患者拿去做检查。事实上，不同的患者要做的检查项目应该是完全不一样的，但这位医师为了节省时间，他把这些检查也都给"批量生产"了。和他聊起为什么这么做，他说所有的常规患者基本上大同小异（不理解他所说的常规患者是什么意思）。有经验的老医师都知道，简单的症状背后很可能有着复杂的病因，所以医务人员必须尽可能耐心、专心和关心地倾听患者的叙述，并给予积极的回应，比如专注的眼神，同情的表情，偶尔前倾一下身体，或者应声点头等都是表示自己在认真倾听。因此，医务人员在任何情况下都要善于倾听患者的诉说。这不仅是了解患者情况的需要，也是建立良好医患关系的需要。医务人员要专心倾听患者诉说，让患者觉得医务人员是真正地关心他们的病痛，增进患者对医务人员信任感，从而树立患者战胜疾病的勇气和信心。

认同：认同是指医务人员对患者的一些感受和体验给予肯定。比如，患者说我躺在床上感觉好像地震，房子要倒下来一样。医务人员未加思考就说：怎么可能呢？你得的是眩晕症，是你有毛病了。其实患者所说的正是他的真实感受，是他切身的体会。由于医务人员和患者的体验不同，思考问题的出发点也不同，其所得到的结论可能完全不一样甚至相反，但患者的表述自有他的道理，医务人员给予认同就是对患者的尊重和信任，这样患者才有可能给予积极的回应和配合。哲学家图姆斯在《病患的意义》一书中指出：医患之间，患病的体验与对这种体验的科学说明之间存在着根本的分歧，因此常常在医师这里表现出对患者世界的漠视，甚至是根本的歪曲。她曾大声疾呼："医师，你只是观察，而我是在体验！"

重构：重构是医务人员重新把患者说的话用不同的措辞和句子加以复述，但不改变患者说话的意图与目的。例如，患者因为检验科没有按照规定时间出具检验结果，跑到临床医师那里说："检验科一点都不负责任，到现在都没有把结果做出来。"医务人员重构时说："您的意思是希望检验科按时出结果，结果没有出来，对吗？"其实检验科没出结果的原因是多方面的，并不能一下子定位为不负责，医务人员重构了他的话语，意思没有改变，但显得更加客观和平和。

代述：代述是指有些想法和感受患者不好意思说出来，至少不便明说，由医务人员进行代述。比如，一对年轻夫妇来到诊室，太太说：我们想要孩子。那么善解人意的医务人员一定明白这是一对不孕不育患者，医务人员就可以含蓄地说："以前有做过检查吗？是谁的问题知道吗？"之类的话。这样患者就会感觉到被理解和体贴。

对焦：对焦是指在医患沟通当中医务人员能够把握患者最关注的焦点并给予特别的重视，同时还能够让患者感觉和体会得到。有时医务人员虽然很认真负责，但并没有得到患者的认可，原因很可能是医务人员所选定的焦点常常并不是患者认为最重要的，或者认为并不是首先要解决的。这意味着，医务人员和患者没对上口径，因此，需要"对焦"。对于产妇为什么腹疼，林巧稚大夫是这么给产妇解释的："肚子疼是孩子快要出来了，得给他腾道，出来的路腾好了，孩子就出来了。"对焦是一个互相交流、商讨的过程。一旦对上了焦，医务人员和患者便可以围绕共同的主题深入讨论，有的放矢地交谈下去，直至问题获得解答。

鼓励：患病的人心灵比较脆弱，特别渴望得到同情和鼓励。患病期间的患者，一般来说都比较信任医务人员，如果医务人员能够给予适当的鼓励甚至赞美，那么对于患者的康复会有积极的作用。比如，医师早上查房时，对于严格遵从医嘱，积极配合治疗的患者可以进行适当的鼓励，称赞他配合治疗。

医患沟通是一个非常复杂的过程，尽管谈了一些技巧，但在实际的医疗服务过程当中，一定要掌握灵活性，针对不同患者及疾病性质程度的差异，在沟通上要有所不同。如对视力不好的患者，要多用语音、语调表达，对周围发出的声音要多做解释，尽可能少用体态语言；对听力缺陷者，应注意使用体语，通过轻轻抚摸让他知道医务人员已经来到了他的身边，同时要善用面部表情、口形和手势表达；对生性多疑者，语言表达尽可能要简洁明了，解释不宜过多；对性格急躁者解释要直截了当；在紧急抢救、手术当中则要快言快语，给人信心；对于慢性患者则要语速平稳。

1993 年 WHO 提出了医师告知策略：医师应预先有一个计划；告知病情时应留有余地，让患者有一个逐步接受现实的机会；分多次告知；在告知病情的同时，应尽可能给患者以希望；不欺骗患者；告知过程中，应让患者有充分宣泄情绪的机会，及时给予治疗；告知病情后，应与患者共同制订未来的生活和治疗计划以及保持密切的进一步的医患接触。

有人提出 4S 服务，即微笑（Smile）、真诚（Sincere）、速度（Speed）和聪慧（Smart）。微笑（Smile）：微笑是最基本的社交和服务语言，应当笑得自然、笑得真诚、笑得善意。真诚（Sincere）：要本着真诚的态度营造一种亲切的氛围，让患者感觉到安全、放心、踏实。速度（Speed）：及时是一种主动的状态，也是一种明察秋毫的能力。只有及时发现患者的微小变动，急患者所急，想患者所想，才能给患者带来一种满意和温馨。聪慧（Smart）：只有智慧的魅力才会让人印象深刻，在为患者服务的过程中，医务人员只有恰如其分地把自己的知识、技能和移情能力展示给患者，才能获得患者的信任与尊重。

这些如果能够很好地应用于医患沟通，对于我们改善医患关系，构建和谐医患关系是很有帮助的。医疗服务艺术的课程设置可以安排如医患沟通技巧与艺术，患者需求分析、医疗法律法规等相关课程。

7.2.3　基于医疗领导力的教育培训畅想

本书系中的《医院人力资源管理与文化建设》一书提出了医疗领导力的概念并进行了详细的阐述。书中所讲的关于领导力的概念，更多强调的是领导者对于追随者的影响、领导者彼此之间的相互影响、追随者对领导者的影响以及追随者彼此之间相互影响的过程，以及这个过程是如何对组织，尤其是卫生组织在文化建设方面产生影响的。这些理念同样适用于对医务人员，尤其是医院管理者。作为一名医务人员，我们如何才能让病患者对我们更有依存性，如何才能让病患者积极地配合治疗，这是需要领导力的；作为一名医院管理者，如何才能让员工追随自己，如何才能把医院领导的意图和自己的想法不折不扣地贯彻下去，成为每一名员工的自觉行动，这是需要领导力的。

对于领导力的认识，每一位专家都有自己的角度。从词源上来讲，英文中的领导力（leadership），来自古英语的'Lithan'意思是去旅行；以及古挪威语'Leid'意思是在航海时确定方向。中文的领导，则为领袖、带领和向导的意思，也是代表着方向性或者是指向性的词。哈罗得·孔茨（Harold Koontz）：领导力是一种影响力，领导即是一种影响过程，是影响人们心甘情愿和满怀热情为实现组织目标而努力的艺术或者过程。罗伯特·罗瑟尔（Robert N. Lussier）：领导力是指领导者和下属通过变革实现组织目标的影响过程。约翰·加德纳（John W. Gardner）：领导力是领导者个人（或领导团队）为实现领导者自己及其追随者的共同目标，而通过说服或榜样作用的激励某个群体的过程。可见，学者们对领导力的认识最为一致性的是：领导力是领导者与下属通过相互影响一起实现组织目标。而提升医务人员领导力的教育培训内容也必然是围绕这一目的展开的。

对于如何展现领导者的领导力，领导力研究者吉姆·库泽斯（James Kouzes）和巴里·波斯纳（Barry Posner）提出了领导者的五种行为与十个使命，具体是：

领导者的五种行为：以身作则：光有头衔还不够，你还要靠自己的行动赢得人们对你的尊重；共启愿景：学会为组织描绘一个令人激动的、非常吸引人的未来时刻，自己绝对相信这些梦想，并且相信，他们有能力让奇迹发生。挑战现状：领导者的主要贡献在于能够识别好主意，支持好主意，愿意挑战现有的体制得到新产品、新服务和新程序，并改变现有体制。使众人行：能够依靠团队的努力实现目标，卓越的领导者能让其他人行动起来。激励人心：领导者要善于表扬人们的贡献，在组织中创造一种庆功的文化。

领导者的十个使命是：明确自己的理念，找到自己的声音；使行动与共同的理念保持一致，为他人树立榜样；展望未来，想象令人激动的各种可能；诉诸共同愿景，感召他人为共同的愿景奋斗；通过追求变化、成长、发展、革新的道路来猎寻机会；进行试验和冒险，不断取得小小成功，从错误中学习；通过强调共同目标和建立信任来促进合作；通过分享权力与自主权来增加他人的实力；通过表彰个人的卓越表现来认可他人的奉献；通过创造一种集体主义精神来庆祝价值的实现和胜利。

吉姆·库泽斯（James Kouzes）和巴里·波斯纳（Barry Posner）领导者的五种行为与十个使命比较好地概括了领导者的责任与使命，也指出是提升领导力的基本路径，医院管理者在制订提升领导力的教育培训课程时，可围绕领导者的角色定位、领导力提升方法、领导力品牌塑造、领导力变革、医院文化与变革、团队建设、团队领导力塑造、危机处理、管理创新等进行规划，通过领导力的学习来全面提升医务人员，尤其是医院管理者的领导力与执行力。

本畅想主要是按照我们对马克思实现人的全面发展的理解，结合本书前面 6 个章节的内容，对医院的教育培训进行了思考与展望，寄希望在未来的医院教育培训实践活动中，能有更新的理论创新与实践案例，让医院教育培训工作结出丰硕之果。

（张　英）

后　记

　　医院作为服务性极强的医疗卫生机构，医护人员的医疗技术水平及管理人员的管理水平都是医院服务能力的重要体现。因此，如何通过建立一种有效、协调的员工培训管理机制，对员工进行全面培训，使管理层及员工的整体素质提高与医院发展相符合，进而使医院在竞争中处于优势地位变得至关重要。本书旨在通过对培训体系相关理论的学习和总结，结合医院培训体系现状的深入剖析，制订符合医院特征的教育培训标准化管理理论，以为广大医院提供教育培训理论指导，满足不同需求，提升医院竞争力，提高医疗服务水平。

　　在医院人力资源管理中所倡导的"以人为本"理念是把人才当作医院最可贵的财富和管理的主体，通过对人才资源的合理开发、配置和利用，加快医疗服务活动的运转。对医院管理者而言，"人才"并非特指那些优秀的医疗技术人才，而是具备各种专业技能的医护人员集合体，他们的能力、品德、经验、形象等要素决定着一所医院的医疗服务质量和水平。因此医院全员培训是指有计划、有步骤地对所有在职员工进行培训，以提高组织的整体实力。

　　科学技术的进步要求人们不断地学习和培训，尤其是在医疗行业，医务人员不但要掌握基础知识，还要具备丰富的临床经验和操作技能，这就需要医务工作者不断学习。特别是医院进入现代医院发展阶段，高质量、高水平的诊疗技术服务水平、保健康复技术以及现代化的管理理论和法制制度，更需要医院工作人员不断更新观念，加强培训以适应知识的更新、技术的发展及医院的进步。培训是在较短时间内让医务人员掌握最先进知识和技能的有效方法之一，系统、有效的培训在提高员工技能、提高医院绩效的同时，还可满足员工自我发展和成长的需要，调动员工的积极性，提高素质修养，以提升医院服务能力。但目前来看，医院的培训模式不能满足对人才开发的需求，一个无法和现实需求发生有机关联的培训体系注定为失败的培训体系，不符合医院整体发展需求。抓好教育培训体系的构建，从人才培养端口为医院未来发展开创路径，已成为医院壮大发展的必经之路。员工在医院竞争中扮演重要角色，至少在医院内部，很多培训模式和方式都不符合医院的长久发展，带来的负面影响往往是耗费大量人力和财力，而没有收到相应的效果，比如员工素质并未得到显著提升、医院的竞争力并未得到显著改善。与此同时，培训过程缺乏正确的理念导向，缺乏长期实践经验，诸类问题的出现都表明大多医院员工教育培训仅仅处于初级阶段，对于医院教育培训体系的进一步完善、培训产业的进一步升级是各医院值得关注的重要问题，医院培训体制的改善能很大程度改善员工的服务能力，并为医院的发展提供重要支持。

目前我国关于医院员工教育培训问题和分析较为零散，缺乏针对整个培训体系的深刻认识和探讨。在实践上多以个案经验性总结为主，少有全面性、系统性的研究分析，缺乏深入性探讨和前瞻性指导。我们此次组织编写《医院教育培训管理》，目的是全面系统地分析医院教育培训管理的理论及方法、总结经验，通过这本书帮助医院管理者更新医院培训管理理念，掌握培训管理技能，提升医院培训效果，提高医院服务能力及竞争力。

参与编著《医院教育培训管理》的学者通过不懈努力，顺利完成了写作任务，对于大家的辛勤付出我们深表敬意！我们力图通过编著此书来全面展现医院教育培训需求和现状，从培训管理基本理论出发，优化医院教育培训体系，为医院培训管理者提供理论依据。让我们一起为中国医院教育培训管理体系的完善与发展做出贡献。

王洪武

内蒙古自治区锡林郭勒盟中心医院院长

2021 年 7 月于锡林浩特

参 考 文 献

[1] 陈倩，赵平. 某军队医院住院医师规范化培训管理的经验探讨［J］. 中国毕业后医学教育，2019，3（1）：42-45.

[2] 邸天男，葛春蕾. 关于住院医师规范化培训的现状与思考［J］. 继续医学教育，2020，24（3）：12-14.

[3] 成颖，马伟军，陈敬国，等. 住院医师规范化培训制度对临床医学生就业的影响［J］. 中国继续医学教育，2020，12（12）：38-40.

[4] 严晓蕾，潘沛，王欣倍，等. 培训基地住院医师规范化培训质量保证体系的建立［J］. 中国医院管理，2016，36（2）：61-63.

[5] 刘传 李琦. PBL 法在综合医院肿瘤科住院医师规范化培训中的应用［J］. 中国中医药现代远程教育，2021，19（1）：174-176.

[6] 丁玉梅，李蜀鄂，于然，吴轲. CBS 融入传统教学模式在武汉市某医院口腔住院医师规范化培训中的应用［J］. 医学与社会，2021，34（2）：126-129.

[7] 杨森，赵华新，石建伟，等. 上海市全科专业住院医师规范化培训学员对培训效果的评价［J］. 中华医学教育杂志，2020（5）：382-386.

[8] 孙蒙蒙，蔡红星，刘莹. 临床教学师资队伍建设探析［J］. 卫生职业育，2019，37（5）：886-888.

[9] 姜燕，王立峰，周玉皆. 六步法在住培带教师资绩效考核体系建设中的运用［J］. 江苏卫生事业管理，2018，29（8）：886-888.

[10] 景婷，李军华. 医学本科生就业市场现状分析与对策［J］. 赤峰学院学报（自然科学版），2015，31（19）：110-112.

[11] 张团慧，朱洋洋，马苏娟. 医学生就业意向的调查及对策探究［J］. 科教导刊（中旬刊），2019（1）：188-189.

[12] 李刚，任宏，王健生，等. 推进具有中国特色的住院医师规范化培训的对策［J］. 临床医学研究与实践，2016，1（13）：180-182.

[13] 史钦珂，徐国良. 河南省某大学临床医学本科生就业地域选择及影响因素分析［J］. 医学与社会，2015，28（3）：72-75.

[14] 余雅. 医学本科生基层就业新机制探索［J］. 教育现代化，2016，3（18）：67-68.

[15] 许名东，胡朝晖，黄春梅，等. 影响非直属附属医院同质化教学质量的因素分析［J］. 广州医药，2018，49（4）：111-113.

[16] 付慧晓，郭莉莉，严媚，等. 标准化临床实践课程的设计、实施对非直属附属医院住院医师规范化培训效果分析广东化工［J］. 广州医药，2018，17（47）：232-233.

[17] 边桦. 医院开展继续医学教育项目的必要性与意义［J］. 继续医学教育，2020，34（7）：1-2.

［18］ 孙胜欣，强美英. 医院继续医学教育管理中资源整合的探索［J］. 现代医院管理，2020，
18（1）：10-14.

［19］ 王杨. 基于雨课堂的设计型学习模式探究［J］. 中国教育信息化，2019（14）：72-75.

［20］ 李跑，李佳仪，郑郁，等. "雨课堂"在《食品理化分析技术实验》教学中的应用研究
［J］. 轻工科技，2020，36（1）：144-145.

［21］ 邵江娟，李顺利，陈瑞. 雨课堂在无机化学课程教学中的运用［J］. 卫生职业教育，
2020，38（1）：57-58.

［22］ 李修伟，梁亚萍，纪明山，等. 虚拟仿真在植物化学保护实验课程教学中的应用探索［J］.
教育现代化，2019，6（47）：119-120.

［23］ 石志宜，郭瑞，郭瑾，等. 河南省三级甲等综合医院临床护理教师岗位培训现状与需求分
析［J］. 全科护理，2019（34）：4246-4250.

［24］ 杨正夫，国华，韩玉，等. 三甲中医医院院长职业化管理培训现状与需求调查［J］. 中国
医院管理，2015，35（7）：53-55.

［25］ 郭佳，姜洁. 中国三级医院管理人员培训需求的系统评价［J］. 中国循证医学杂志，
2018，18（8）：878-882.

［26］ Kristen Plowe Increasing resiliency: A focus for clinical conferencing group debriefing in
nursing education [J]. Nurse Education in Practice, 2020, 37 (3): 121-123.

［27］ 胡星. 培训需求分析：成人教育质量提升的新路径［J］. 东北师大学报（哲学社会科学
版），2017，（4）：216-220.

［28］ 叶绪江. 当代中国干部教育培训有效供给研究［D］. 南京：南京农业大学，2010.

［29］ 戴荣平，张美芬，钟勇. 美国眼科住院医师培训制度及其对中国的启示［J］. 基础医学与
临床，2019，39（12）：1789-1792.

［30］ 常实，江泓. 湘雅医院 医学教育快速发展的见证者［J］. 中国卫生人才，2019，（10）：
25-26.

［31］ 徐迎莹，周体，曾登芬，何红艳. 我国三甲医院临床护理教师队伍现状及培训需求调查
［J］. 中华现代护理杂志，2020，26（35）：4882-4888.

［32］ 李宁，舒超，陈德军. 一种基于 AHP 的企业培训需求评价模型［J］. 武汉理工大学学报
（信息与管理工程版），2013，35（2）：301-304.

［33］ 赵德成，梁永正. 培训需求分析：内涵、模式与推进［J］. 教师教育研究，2010，22
（6）：9-14.

［34］ 姚凯，陈曼. 基于胜任素质模型的培训系统构建［J］. 管理学报，2009，6（4）：532-
536.

［35］ 李淑敏，时勘. 基于胜任特征的培训需求分析［J］. 中国人力资源开发，2009，（3）：
49-51.

［36］ 何斌，孙笑飞. 基于胜任力的培训需求分析及其应用［J］. 企业经济，2004，（1）：
66-67.

［37］ 叶红芳，陈湘玉. 能级进阶模式的护士培训需求分析模型［J］. 中华护理杂志，2011，46
（04）：393-395.

［38］赵德成，梁永正. 培训需求分析：内涵、模式与推进［J］. 教师教育研究，2010，22（6）：9-14.

［39］黄蕾，张静，胡世钰，胡予. 10 家培训基地医院住院医师工作学习现状及认知态度调查［J］. 中华医院管理杂志，2019，（10）：837-841.

［40］于虹. 企业培训［M］. 北京：中国发展出版社，2006：16-18.

［41］白咸勇，赵明东，秦国民，朱光燕. 医学院校人才培养质量保障体系构建及实践［J］. 中国高等医学教育，2011（5）：28-29.

［42］马菲菲，赵蕴珍，田野等. 医学高等职业教育教学质量保障体系的探索与实践［J］. 中国高等医学教育，2012（1）：7+25.

［43］张悦. 高等教育质量保障体系以及评估体系的科学性如何实现［J］. 中国高等医学教育，2013（1）：15-17.

［44］赵辉，黄晓，韦小军. 党政领导干部胜任力模型的构建. 科学管理研究. 2006. 4（2）：101-108.

［45］唐玉宁. 事测评理论与方法［M］. 大连：东北财经大学出版社，2002.

［46］李红菊. 干部培训课程的动态管理机制初探［J］. 科教文汇（上旬刊），2007（8）：141-145.

［47］马向南，刘清. 国内外培训效果评估方法综述［J］. 继续教育研究，2020（5）：57-60.

［48］余仲华. 绩效评估结果应用的新取向［J］. 中国卫生人才，2015（2）：29-32.

［49］王振华. 企业绩效评估结果应用探讨［J］. 科技经济导刊，2020，28（36）：203-204.

［50］江世英. 企业绩效评估结果的应用［J］. 现代企业，2013（9）：30-31.

［51］廖明. 企业绩效评估结果的纠偏、反馈和应用［J］. 中国人力资源开发，2007（9）：55-57.

［52］张跃铭. 医疗纠纷现状、成因及对策——以东莞市为例［J］. 医学与哲学（A），2015，36（02）：78-81.

［53］刘惠军. 参与式培训方法在人文医学执业技能培训中的应用［J］. 中国高等医学教育，2013（02）：104-106.

［54］赵会丽，张大鹏，王登芹，陈现彬. 医学人文实践能力培养路径探索［J］. 中国校医，2021，35（01）：74-76+80.

［55］陈利群. 加强医学生临床实践中的人文素质教育的体会［J］. 中国继续医学教育，2019，11（31）：88-90.

［56］邓伟胜，邓菊英. 如何认识医学的社会人文属性［J］. 中国医学人文，2019，5（01）：8-10.

［57］王楠，刘春. 医学人文胜任力研究现状综述［J］. 中国社会医学杂志，2020，37（3）：248-251.

［58］高坤. 医师医学人文执业能力培养理论与实践研究［D］. 大连：大连医科大学，2015.

［59］张大庆. 医学人文［M］. 北京：人民卫生出版社，2016.

［60］韩启德. 医学的温度［M］. 北京：商务印书馆，2020.

［61］李智博，严征. 医务人员职业倦怠现状研究［J］. 中国公共卫生管理，2013，29（2）：194-196.

［62］何伦，王小玲. 人文医学与医学人文学的区别和联系［J］. 医学与哲学，1996（3）：135-137.

［63］高毓宽. 医学生医学人文能力的实践路径［J］. 文教资料，2018（21）：124-125.

［64］王一方，甄橙，谢广宽. 临床人文胜任力的价值意涵、实践路径与测评［J］. 医学与哲学，2019，40（24）：13-18.

［65］和新颖. 医院行风建设与医德医风管理［M］. 广州：广东人民医院社，2016.

［66］张英. 医院人力资源管理（2版）［M］. 北京：清华大学出版社，2020.

［67］张英. 医师的影响力［M］. 广州：广东人民医院社，2012.

［68］丁淑芬. 医务人员医德规范及医德考评标准学习手册［M］. 北京：人民卫生出版社，2008.